非線形理論の援用

「ストレス」の正体

あいざとパティオクリニック名誉院長

山下 剛利

Taketoshi Yamashita

22世紀アート

はじめに

心のありようとは、不思議なものです。

ある出来事や言葉が、人によっては発奮材料となり、別の人にとっては落ち込む原因ともなります。同じものに対して、人の感じ方、受け取り方はさまざまです。もっと言えば、同一の人でも、時と場合によって、同じ出来事を違うように感じることはよくあるでしょう。「自分」というのは光と同じで、プリズムを通せば七色に分かれてしまうくらい、多面的で多義的なものなのです。これほど多面的・多義的でありながら、よくぞ現代の複雑で流動的な社会に適応できるものだと感心します。

しかし、現代社会では、これまでになくストレスによる病気が増えているとするならば、この人間の旺盛な適応能力にも限界がきているのかも知れません。一体どこに問題があるのでしょうか。ストレスとは一体何なのか、その本質に迫ってみたいと思います。

ストレスという言葉は一般用語化しており、一般の方々にもストレスが多いとか少ないとかごく普通に使われ、お互いにその状態を漠然とではありますが、理解できているように思っているのではないでしょうか。一般には、ストレスはよくない、悪だというマイナスの意味に理解されているように思われます。しかし、ストレスを乗り越えていくことによってよりたくましくもなるので、ストレスは心の栄養源にもなるわけです。心に負担を感じることがストレスであり、よくないことだとすれば、プロのスポーツ選手などは過酷な練習をしていることが多く、そうした人たちはストレスの病気になる心配をしなければなりません。では、ストレスが心の病気になる場合とはどういうことか、心の中にどのような変化が起こったのかといった点については、学問的にもまだ解明できていないと思います。多くの論文や出版物にはストレスの病気の症状や病気にならないような対策については詳しく述べられていますが、ストレスの病気のメカニズムや治療ということについては、まだ十分ではないように思います。

もちろんこれまでに、さまざまな治療法が提起されてきましたし、それなりの実績を挙げているものもありますが、なお一長一短があることは否めません。これまでの精神療法は、それぞれに長い実践の歴史を持っておりますが、それだけに、独自の理論に固執してしまい、それが精神医学・医療の発展を阻害してきた面もあるように思われます。

近年、精神療法の統合を目指す動きが活発になりつつあります。それは近年の脳の科学の目覚しい発展があり、その成果を取り入れた治療法の開発が期待されているからでもあります。しかし、脳は巨大で、複雑きわまりない存在です。現代の科学をもってしても、「木を見て森を見ず」のごとく、全体像はまったくつかめておりません。研究者たちはそれぞれの切り口で思い思いの論を展開しておりますが、少し突き詰めていくと、さまざまな困難に突き当たってしまいます。

これまでの科学は、無秩序から秩序への過程を、統計や確率の手法によって理解しようとしました。わかりやすくいえば、データや事実を積み重ねて規則性を見出し、因果関係を明らかにしようとしてきたのです。こうした方式を「線形理論」ともいいます。

線形理論は、原因と結果が比例するような場合には威力を発揮しますが、もっと複雑なことを扱うときにはあまり役立ちません。たとえば、天気の長期予報や地震予知、株価の変動などを正確に予測することは、現在もできておりません。それは、これらの事象が複雑な要素を多く含んでいるからです。脳はさらに複雑な世界であり、「線形理論」で理解しようとしても、どうしても限界があるのです。

こうした複雑な事象を科学的に理解しようとする方法の一つが、「非線形理論」と呼ばれるものです。非線形理論は1980年代ころからあらゆる学問分野で活用されつつあります。最近の医学論文にもこの理論を取り入れたものが、ときには見られるようになりました。しかし、それでもまだ具体的な病態や治療についてこの理論を適用したものはほとんど見当たりません。

私は、三十年以上にわたり、ストレスによる精神障害の治療をおこなってきました。当初は、理論的裏づけはできておりませんでしたが、その後、「非線形理論」を援用することによって、病態の理解や治療法に磨きをかけることができるようになりました。その実践活動と数百例に及ぶ臨床経験をもとに、ストレスとそれがもたらすさまざまな病気について、本書で述べてみたいと思います。

「非線形理論」はとても難しい概念ですし、私も充分には理解できていませんが、私なりにできるだけ噛み砕き、日常感覚で理解できるよう工夫してみたいと思います。この「非線形理論」を背景に、ストレスの乗り越え方、乗り越えられず病気になったらどうするか、現在の精神科治療はこれに対してどこまで対処できているのか……そうした問題をお話していくつもりです。

なお、本書には精神障害の具体的事例がいくつか登場します。病気の様態や治療経過などはできるかぎり事実に即して書いてありますが、個人情報保護の問題にかんがみて、一人ひとりの患者さんのプライバシーについては大幅な脚色を加えてあります。また、登場人物すべてに仮名を用いていることは、言うまでもありません。

第一章「ストレス」の正体

ストレスとは何か

現代はストレス社会とも言われます。

もはやストレスによる病気は一部の人に限定されるものではなく、学校や職場、あるいは家庭でも増えつつあります。特に、最近は、生活難や職場の労働環境の悪化などにより、一気にストレスが増大し、厚労省の研究調査によると、１９９８年から約10年間（～２００９年）の自殺者が毎年３万人を突破しています（その後徐々に減少し２０１７年には2万1千人余となっている）。そのうち46％は心の病気を有している（厚労省２０１５）とされ、とりわけうつ病（うつ状態）ないしストレス関連疾患が多くなっていると言われています。これが、経済的不況に大きく左右されたものであり、一時的なものであって、やがて経済が上向いてくれば解消していくというようなものでしょうか。

確かに、超過勤務や過酷な労働など労働環境の悪化や生活難がストレスとなっていることはいうまでもありません。しかし、私たちの生活は、戦後の歴史だけを観ても、以前よりはるかに豊かになり「もったいない」と言っていた時代のことは忘れてしまい、いまや電化製品に囲まれ、交通・運輸・通信手段も飛躍的に増大し、便利になっています。また、労働環境も戦後と比較するとずっと改善されてきております。にもかかわらず、なぜストレスが多くなってくるのでしょうか。人口も、戦後急増し、生存競争は厳しかったのですが、最近は少子化が進み、子供にとってはある意味では恵まれた環境にあるとも言えます。

どうも、社会が近代化され秩序化されるにつれ、よりストレスが増大しているのではないかと思われます。この問題を議論する前に、これまでは「ストレス」をどのように捉えてきたのか見てみたいと思います。

これまで、ストレスに関する出版物は多く、そこではストレスとは何かについて歴史的経過を踏まえながら詳しく論じられています。本書ではストレスに関する新たなる視点を提起したいと考えていますので、まず従来の考え方を簡単に整理し、その上でどこが不充分なのか、どこに問題点があるのかを検討してみたいと思います。

「ストレス」とは、端的に言えば、「有害刺激に対する生体の反応」ということになりますが、それでは何のことか分かりにくいと思います。私たちが自然環境、社会環境に適応して生きていくためには、さまざまな外的侵襲あるいは圧力に対して、それに対抗する方策を備えておかなければなりません。その際、外的な侵襲を「ストレッサー」とし、それによって引き起こされた生体の変化（歪み）を「ストレス」と区別していますが、両者を区別しないで「ストレス」ということが一般的となっています。

さて、「ストレス」の原因（ストレッサー）としては、気温（猛暑、極寒）、騒音などの物理的なもの、悪臭、酸素欠乏、有毒物質などの化学的なもの、疼痛、発熱、しびれなどの生物的なものなどがありますが、現在、「ストレス障害」として問題になってきているのは、いうまでもなく心理社会的な要因です。心理社会的変化がなぜ問題となっているのか、その詳しいことは後に述べるとして、こうしたストレス（ストレッサー）によって、生体はどのように反応するのか、あるいは、どのように変化するのか、少しまとめておきましょう。

環境に対する適応方法あるいは環境の侵襲に対する生体の防衛策としては、大きくは3つあります。一つは、神経系、特に、自律神経系で、ストレスに曝されると交感神経系が緊張状態となり、緊急事態に対処する体制を執ることとなります。二つは、ホルモン系で、視床下部—下垂体—副腎皮質系を介してステロイドホルモン（コルチゾール）が分泌されストレスに対処しようとします。最近は、この系をさらに脳の海馬や扁桃体が高次の調節系として機能していると言われています。三つ目は、免疫系で、生体防御の重要な役割を演じていますが、これもストレスによってさまざまな影響を受けます。これら三つの適応ないし防衛システムを統合しコントロールしているのが高次統合機能系（前頭葉）です。

しかし、統合機能系とストレスとの関係については、重要なテーマであるとしながらも、あまりにも複雑であり、客観化しにくいこともあって、詳しい検討はなされておりません。本書の主題はまさにこの問題でもありますので、改めて詳しく検討したいと思います。

ストレスに曝されたとき、ストレスの原因の如何を問わず、上記の三つの反応を示すとされ、これを

「全身適応症候群」とも言われています。しかし、ストレスによって生体がどのような影響を受けるかについては、ストレスの内容によって、つまり、それが急性かつ重大なストレスか、重大ではなくても慢性的なストレスかによって異なるし、その人の性格やそれまでの経験や取り組みの姿勢などによっても異なってきます。

ところが、これまで、ストレスの程度を客観視するため、強いストレスを誘発するストレス要因（死別、虐待、災害、など）から弱いストレス要因（職場や学校での失敗、持ち物の紛失、足腰や歯の痛み等）に点数を付けてそれらを合計して、その数値が一定以上あればストレス障害になると判定するというものです（刺激―反応モデル：S―Rモデル）。しかし、ラザラス（1991）は日常的なストレスが長期に繰り返されることによるストレスを重視するとともに、その人の主観的評価や経験、置かれた環境など多くの要素が関係していることを主張したのです（刺激―生体―反応モデル：S―O―Rモデル）。

上述しましたように、ストレスの原因としては、心理社会的な問題が重要であり、現代がストレス社会と言われるのはそのためです。しかし、心理社会的な問題がなぜストレスと関連するのかについては、これまで充分には解明されていないように思います。

子供たちを取り巻く変化

まず、発達過程の問題から検討してみましょう。筆者は戦中生まれですから、貧困の苦しさ、つらさは一通り経験しています。いわゆる「もったいない」という言葉が身にしみていた時代を生きてきました。茶碗にはご飯粒一つも残さないで食べるように言われていましたが、いまや、商店では売れ残った食品は捨ててしまうし、病院でもレストランでも残飯が山ほどでています。「もったいない」ことです。衣類も、兄や姉の古着を着ていたものですが、もう、そのような光景は見かけなくなりつつあります。あくまでも相対的ではありますが、発達過程においては特に物質的に満たされると、お互いに、貰ったり、あげたり、あるいは、譲り合ったり、我慢したり、盗ったり盗られたり、といった体験をする機会は少なくなります。こうした経験は人と人との関係性をさまざまな角度から学習することに繋がります。その過程で不快なことや矛盾、葛藤を経験し、乗り越えることによって人間関係の様々な次元における困難に対処する力を育んできたように思います。困難な問題や不快なことに遭遇したとき、その葛藤や矛盾を抱えていること、あるいはそれに耐えることができるということが新しい解決策を発見することに繋がるし、それが矛盾解決能力ではないかと思います。多様な人間関係のなかにあって、深い洞察力を身に付けるには、喜びの体験も必要ですが、それ以上に危険なことや悪さ（いたずら）の体験が必要です。悪さをするとどういうことになるのか、迷惑をかけた人がどんな気持ちになるのかといったことを学習することによって、事の善悪が解ってくるし、相手の立場に立った対処ができるようになるのではないでしょうか。過保護・過干渉に陥り、悪いこと危険なことをさせないで、大人の監視・管理を厳しくすることでは、たくましい心の発達を遂げられないでしょう。

学校でも地域でも、規則で縛り、「悪さ」をする機会を奪えば、「みんないい子」に見えるかもしれないけれども、それは子供たち自らが困難を乗り越えて創り上げた関係性ではなく、お互いの絆は些細なことで容易に崩れます。また、一旦崩れた関係を修復する力も育たないでしょう。壊れた関係をどのように修復するかということは現実の社会で生きていく場合には極めて重要なテーマであり、より高度の能力を要します。

学校教育において、知識や技術を習得することはもちろん重要なことではありますが、人格形成という面からは、人間相互の関係性を学習することがその後の人格発展において極めて重要になってくると思います。おそらくそのように感じておられる方も多いのではないかと思われます。人間関係の力関係や信頼性が変化すると人間相互の立場や考え方がどのように変化するかといった体験は、子供のときは遊びの中で体験できるし、主従が逆転するような経験をしっかりと子供のときに体験しておくことがその後の様々な人生の苦難を乗り越える力になるのではないでしょうか。「命の大切さ」を知識として教えても、体験的に学習していなければ現実の場面では力にはなりません。生き物を殺したり、喧嘩をして辛い想いをすることで、かわいそうだという気持ちになったり、苦しみに耐えたり、怒りの気持ちを抑えて許してあげたり、あるいは復讐するにしても手加減をする、といった心が育まれていくのではないかと思われます。ところが、現在の学校では、このような「体験学習」が可能でしょうか。担任の先生は、それぞれ学校の管理者の顔を伺い、校長は教育委員会の意向を気にするような状況では、子供の「逸脱行動」をじっと見守りつつ、反省の心を熟成させるというような対応がしにくいのではないでしょうか。現場の先生が生徒の問題に責任を持つことができないで、事なかれ主義に陥るとすれば、生徒も自らが責任を取るような心の発展を遂げられないのではないかと思われます。何か事件が起これば、次々と防止策を採り、ますます管理的な体制が出来上がり、「いたずら」もできないような「がんじがらめ」の秩序が形成されてしまいがちですが、これでは、子供たちは窒息しそうです。たとえ規則ではあっても、事が重大な問題であれば、規則を破ってでも突破しなければならない場合もあるはずですし、しかも、その結果に対して責任を取るといった高度な能力は、子供が困難を自らが乗り越えていく多くの体験を経なければ育たないのではないでしょうか。

管理的になるほど、逸脱行動を通して物事の本質あるいは奥行きを学習することができず、したがって現実の様々な課題、とりわけ対人関係の「もつれ」を処理することができず、容易に「キレ」てしまいます。

ストレス社会と言われる現代、社会的構造ないし秩序そのものの重圧がさまざまな形で私たちの日常生活の隅々まで忍び寄ってきています。一方では、そのような秩序化された社会で管理されて育った子供たちは、困難な課題に直面したとき、個人としては対処することができなくなります。そのため苦しみ、挫折し、その社会や組織から排除されることにならざるを得ません。
こうした状況がストレス障害を醸成しているのではないかと思われます。

職場における労働条件の変化

世の中が不景気となれば、企業の倒産や合理化が進行し、解雇されたり、転職を余儀なくされ、生活不安を抱える人が多くなってきます。運よくリストラを免れたとしても、失業率の改善が望めない状況では、労働条件の悪化に対する不満を口に出せなくなっています。超過勤務を当然の如く押し付けながら、しかも超過勤務手当てを出さない企業もかなりあるようです（サービス残業）。

また、ＩＴ化の波はすさまじく、それについていけない中高年労働者は職場では不用品扱いされ、ストレスが増大し、うつ状態に陥る人が増えています。また、職場の効率化の中で、ますます機械にこき使われるという厳しい状況もあります。複雑な生産ラインであっても、細切れにされたその一部を、流れ作業に乗って、分単位でこなさなければならず、ずっと緊張を強いられるためストレスがどんどん溜まっていきます。さらに、24時間生産体制の中で、３交替勤務が義務付けられ、しかも、１週間ごとのシフト勤務のため、睡眠・覚醒のリズムが乱れ、熟睡できず、不眠状態となる人もしばしば見られます。昼勤務から夜の勤務に馴れるのに１週間はかかりますが、夜の勤務に馴れたかと思ったら再び昼勤務に変更されるので、生体の秩序ないしリズムはバラバラに乱れてしまいます。すると自律神経やホルモンの異常が起こります。

一方、労働条件が厳しくなると労働者の不満も積もり生産性も低下しがちとなります。すると、中間管理職の人たちは上からも下からも圧力を受け（サンドウィッチ）、神経をすり減らすこととなります。弱肉強食の社会構造にあって、効率化と管理強化が進行すれば、人間の機能の限界状況に長期間曝されることになるので、ストレスが溜まるのも当然です。

私たち医療関係の職場でも、このところ経営（経済効果）と安全管理が至上命令となり、記録や文書作成に時間が取られ、患者さんとのゆとりのある交流ができなくなりつつあります。トラブル防止のために常に高度の緊張を強いられ、経済的な理由からスタッフの増員も困難となれば、ストレスは溜まるばかりです。心にゆとりが持てなくなった状態で治療・看護に当たれば良質な医療を維持できなくなるのは当然ではないでしょうか。特に、医療事故を誘発しやすい診療科では、長期に亘って心身の緊張を強いられるため、そのような診療科を敬遠する医者が多くなっています。すると、ますます多忙となり、労働条件をまったく無視した勤務が続き、疲れ果てるため、余計に医師が集まらず、悪循環に陥ります。医師が医療業務を放棄したくなる状況は異常というほかはありません。このつけはやがて国民が被ることになるのでしょう。

運輸・交通関係でも、経済効率と安全管理が要請されていますが、まず経済効率に主眼が置かれるため、長時間勤務や過密ダイヤの中で、心身の疲労が溜まりつつあります。運輸・交通関係における重大事故発生の背景には、過酷な労働条件がその原因（居眠り運転）となっていることが多いようです。人間の機能を限界まで追い込み、しかもそうした勤務状態を長期間に亘って強制すれば、事故を誘発するか労働者がストレスで病気になるかしかないのではないでしょうか。

社会の構造的矛盾とストレス

世の中がスピードアップし、経済効果と高度の安全管理が要請され、しかも、個人は巨大な組織の一歯車の如くに組み込まれて、自由がなくなっていくならば、ストレスは溜まる一方であり、ストレスによる病気が増えるのも当然ではないかと思います。

原理的なことをいえば、「組織とは個にとって悪である」（アシュビー）とも定義することができます。世の中が組織化され秩序化されるほど、創造性・適応性は失われていき、その組織は止まって（死んで）しまいます。脳はカオスであると言われます。カオスは混沌とも訳されますが、それは無秩序ではなく、秩序化への過程（プリゴジン）という意味です。脳がカオスであるが故に、環境の変化に適応できるし、創造性を発揮することができるのであって、秩序化されてしまえば、もはや適応性は失われ、死を迎えることになるのです。社会あるいは会社が、高度に組織化されるほど、そこに組み込まれた人々はストレスをどんどん溜めこみ、その社会あるいは会社の崩壊と運命を共にするしかないのです。現代が、ストレス社会というならば、それは社会の構造的矛盾が露呈したものと見るべきであり、社会そのものが破局を迎えつつあることを示す危険信号（サイン）と考えて、社会のあり方そのものを見直していく契機にすべきではないでしょうか。

ストレスがひき起こす病気

ストレスによる病気は、生体が自然環境や社会環境に適応しきれなかった、あるいは適応に失敗した結果であると言えます。したがって、ストレスが必ずしも有害となるわけではありません。心理社会的ストレスはそれを乗り越えれば、それはもはやストレスではなくなり、乗り越えたことにより、以前よりも適応能力は強化されたことにもなり、その意味ではストレスは心の栄養源であるとも言えます。無菌状態に置かえると免疫力が低下しますし、魚も清い水には住めません。それと同じで、ストレスのない状態が必ずしも理想的状態とは限らないのです。しかし、適応の過程で取り込んださまざまな矛盾を、生体秩序に再編成することができなければ、その結果として生体秩序にさまざまな異常をもたらします。それがストレスの病気ということになります。このように考えると、ストレスは環境への適応過程における生体の反応ですから、あらゆる病気がストレスと何らかの関係があると言えなくもないでしょう。

感染症や癌、アレルギーでもストレスによって症状はかなり左右されます。しかし、ここでは、ストレスが主因となる病気として、どのようなものがあるのかみてみましょう。

　診療内科では、心身症として、ストレスが原因となる身体の病気がたくさん挙げられていますが、国際疾病分類（ＩＣＤ―10）では、その多くは身体表現性障害の中に分類されています。例えば、循環器系―高血圧（白衣高血圧）、狭心症、心臓神経症、不整脈、消化器系―胃・十二指腸潰瘍、過敏性大腸炎、潰瘍性大腸炎、心因性鼓腸、下痢・便秘、神経性食欲不振、過食、呼吸器系―過換気症候群、気管支喘息、呼吸困難、心因性咳嗽、その他にも、頻尿、肩こり、頭痛、耳鳴り、難聴、眼精疲労、円形脱毛症、糖尿病、など数えきれないほどです。一方、精神的な病気としては、うつ病や不安障害、パニック障害、恐怖症・強迫性障害、ストレス反応（ＰＴＳＤ）、解離性障害、適応障害、行為障害、などさまざまです。その他の精神疾患もストレスと無縁なものはほとんど無いと言っても過言ではないでしょう。その具体的内容は次章で症例を通じて説明したいと思います。

　こうしたさまざまな病気がストレスと密接に関係しているとしても、ストレス障害は心の中でどのような変化が起こった結果なのかということについては、まだ充分には説明できておりません。この点については、次章で検討することとします。

「矛盾」が処理できなくなると……

これまで、ストレスとはどういうものか、ストレスが増加する環境の変化およびそれに対する心身の反応について述べてきました。ストレスは心の栄養源ともなり得るし、病気の原因にもなり得ることも述べました。では、ストレスが病気を起こした状態とはどういう状態なのか、心理構造的に変化があるのでしょうか。ストレス状態では、自律神経系やホルモン系、免疫系の変化を来たすとしても、なぜ、ストレスを乗り越えることができなかったのでしょうか、あるいは、初めはストレスを感じても多くの場合には馴れてくるのに、いったん病気になってしまうと、慣れるどころかますます悪循環に陥るのはなぜなのでしょうか。こうした点については、まだ、充分には解明されておりませんが、非線形理論を援用すればある程度説明可能ではないかと思われます。詳しいことは後ほど述べることとして、ここではストレス状態からストレスの病気に移行するとどのようになるのかみてみたいと思います。

前にも述べましたが、脳の高次機能系のうち、心身の統合の中枢は前頭葉にあります。統合化の過程では、感情や過去の記憶をも照らし合わせながら、さまざまな情報を統合化し、意思決定を行っています。つまり、前頭葉において、五感で分析された情報のほかに、内臓や自律神経系、運動系等からの情報、さらに、これまでの体験情報（海馬）を参照し、これらの情報が自分にとって有害か否かのチェック（偏桃体）を行いながら、統合的判断を行い、意思決定しているものと考えられます。一方、海馬や偏桃体は、ストレスに対するホルモン系（視床下部─下垂体─副腎皮質系）の上位に位置し、高次なチェック機構としても機能しています。したがって、ストレスが続くと海馬の細胞も損傷を受けるとされています。

ところで、人が現実の世界の中で生きていくためには、さまざまな「矛盾」と出会います。矛盾の中身は個人的で些細なものから、家庭や地域あるいは職場、もっと広くは国家間の問題に至るまでさまざまです。

人類の歴史を顧みると、戦争や紛争、災害、事件・事故、悩み・葛藤、憎愛、など困難の連続です。人類はこれらを防ぐため法律や制度を発展させてきましたし、道徳・倫理、哲学を生み出しました。しかしそれでも、これらの矛盾はいまだ解決されず、むしろ増加しつつあるようにさえ思われます。

いずれにしても、矛盾の解決にはさまざまな努力、忍耐、創意工夫が必要です。

私たちは、そうした成果を語り継いだり、文章あるいは音や映像として残すことによって同じ事態に対処する方法を獲得してきました。しかし、時が経つとまた同じ失敗や過ちを繰り返してしまいがちです。「災害は忘れた頃に来る」「のどもと過ぎれば暑さを忘れる」の例えがそれを示しています。

一体、私たちが環境に適応して生きていくために、脳はどのような体制を獲得し、どのように機能しているのでしょうか。脳の働きが記憶に重点があるならば、コンピュータの方が、記憶容量及び正確性においてはるかにすぐれています。

言うまでもなく、脳の働きの重点は記憶ではないでしょう。私たちの記憶は曖昧ですし、忘れっぽいし、記憶容量も小さいからです。脳の優れた点は、人が生きていくための最適な方策を用意することではないかと思われます。それは、外敵に対処し、かつ、外の世界に積極的に適応していく能力を身に付けることではないかと思われます。すなわち、「矛盾を解決する能力」が最も重要ではないでしょうか。私たちは、小さいときから矛盾に満ちたさまざまな体験を通して、脳の中に矛盾を処理するシステムを構築しているのだと思います。人類の長い歴史的過程を経て、脳は矛盾処理のソフトを組み込むことのできる構造（ハード）をある程度獲得しておりますが、ソフトそのものは個々人の体験を通して創り上げていかなければなりません。よいソフトが組み込まれたなら、機能は拡大・強化され、それにつれて構造的（ハード）な変化を来すことにもなります。矛盾を乗り越えたという自信が人を成長させるわけですが、それは脳の統合の機能構造をも変革させるのです。

こうしてみると、こころの発達は矛盾を処理する能力をいかに開発いていくかということになります。矛盾の解決は、嫌なことに出会ったり困難な体験をしたとき、それまでに会得した解決方法でやってみてうまくいかず、悩み苦しむ場合がありますが、この過程で矛盾を処理する力がつくことが多いようです。しばらく悩みを抱えていると、ある段階で気持ちの整理が一気に進んだという経験をされた方は少なくないでしょう。ひらめきとか悟りを得る場合と同じで、一定の熟成期間を経て飛躍が起こるのです。ここで、質的な再編成（矛盾が止揚される）が進み新しい自我が形成されるのではないかと思います。

ただ、知的面での矛盾を抱えていても直ぐにストレスにはなりませんが、感情面での矛盾はしばしば自己の存在を脅かすので、早く処理しなければなりません。感情というのは、生命の存続と密接に結びついた機能でもあるからです。しかし、感情の問題は対人関係において発生する場合が多く、感情が傷つけられるという場合、多くは相手のあることですからより複雑です。したがって、対人関係における程よい関係性は、数々の失敗や成功の体験を重ねながら獲得されるのではないかと思います。

このように、ストレス性障害は感情の問題と密接な関係にあり、感情が傷つけられる事態は自己の存在を脅かす内容と直結しています。したがって、ストレス状態は心の中に自己の存在を脅かすような感情的な矛盾を抱えている状態ではないかと思われます。ストレス状態が、急激に発生し、その問題を処理することができず、混乱を来たす場合が急性のストレス障害だと思います。また、たとえ急激に発生したものでなく、かつ、それほど重大ではなくとも、不快な感情を伴った矛盾を長い間抱えていると、こころは破綻しそうになります。破綻しないように不安・恐怖を体験した場所を回避するといったさまざまな回避策を講じることになります。ところが、こうした回避策がこころの自由な活動を阻害することとなり、日常生活にも支障を来たすようになります。これがいわゆる慢性のストレス障害であり、社会的にも大きな問題になっているものと思われます。もちろん、急性期の混乱がうまく修復されないと慢性的なストレス障害に移行することもあります。慢性的なストレスを抱えていると心の中でどのような変化が現れるのかについては、後ほど詳しく述べることとします。この領域はあまりにも複雑であり、未解決な問題が多く、臨床精神医学ではまだあまり議論されておりません。21世紀は「脳の時代」といわれ、先端科学のメスが脳の解明に向けられていますが、未知の世界であることに変わりはなく、今後の大きな課題とされています。

ストレスとうまく付き合う

ストレスによる病気の治療は後ほど詳しく述べるとして、ここではストレスとどのように付き合えばいいのか考えてみたいと思います。

先にものべましたが、ストレスは病気の原因にもなりますが、こころの栄養源にもなります。ストレスを感じるということは「心の中にうまく処理できない矛盾が発生している」というメッセージでもあります。

前項に出た「知的な問題での矛盾」の場合は、「なぜなのだろう?」と疑問を抱くことに発展し、心の中ではその問題の解決に向けた創造機能が活性化され、解決策を見出す力が動員され始めます。その場合矛盾によって生じたストレスは、心の栄養源になる可能性が高いのです。たとえすぐに処理できなくても、心の破綻には結びつきにくいでしょう。

脳の優れたところは、矛盾処理能力を有しているのみならず、すぐに処理できなくても、その矛盾を抱えたままでいられるという点です。これが基本的潜在能力です。

ところが「感情面での矛盾」は、早く処理しないと脳の統合機能が疲労してきます。もちろん、それを乗り越えれば、矛盾を処理する能力を獲得したということであり、心の栄養源になったといえます。しかし、感情面での矛盾が解決できない場合は、統合機能を混乱させることがあります。すぐに混乱を来さなくても、未解決状態が長引くと、統合機能の構造的な変化が起こり、自力では回復困難になってきます。なぜ感情的な面での矛盾を長い間抱えておれないのか、実はよくわかっていないのです。おそらく、前述のように、感情の問題には自己の存在を脅かすもの（生命的危機、病気、侮辱、屈辱、差別、失敗や多大な損失、信頼関係の崩壊など）が多く、生命の存続と深く結びついているためではないかと思われます。したがって、感情は、自己の存在を脅かすものに対して緊急の防衛体制を採ることを主たる任務と位置づけられているのでしょう。

こうした重大な問題ではなくても、職場や学校や家庭での人間関係の摩擦や、仕事や勉強での悩みなどが続くと、徐々に立場が不利になったり、希望が満たされなくなったりすることはごく普通に見られるケースです。つまり、感情の問題は、急激に心を壊してしまう場合もありますし、慢性化すると心は疲弊状態に陥り、些細なことで破綻するようになります（詳しいことは後に述べます）。

では、こうした事態に対してどのように付き合うべきでしょうか。

一般に、感情は熱しやすく、冷め易いともいわれます。これは、緊急事態に対する防衛機制のあり方を示しているものと思われます。大したことなければ時とともに薄れてしまいます。重大なことで、そのとき対処できない場合はこころの中に封印してその場を凌ぐという危機回避の防衛を採ることもあります。しかし、過去の忌まわしい体験を心の中に閉じ込めている（封印している）場合には、それを露呈させるとパニックに陥ります。感情を伴う重大な問題が未解決のまま封じ込められており、それがむき出しにされるわけですから、激しい感情を伴って泣き喚き、絶叫することがあります。これをうまく処理すると、体験そのものの記憶は消えませんが、感情は薄れていき、「もう済んだことです、どうってことありません」というようになります。これは、記憶は消えなくても感情は褪せてしまうということを示しています。

そこで、嫌なことがあっても、その問題に囚われず、少し距離を置き、時間が過ぎるのを待ってやれば、冷静に考えられるようになります。気分転換を図ったり、信頼できる人に聞いてもらったり、別のことに集中したりして、辛い感情が増幅しないようにすればだんだんと生の感情は薄れてしまいます。そこでじっくり考え直せば冷静な判断ができるようになり、「それほど重大視することもなかったかな!」といった整理ができるようにもなります。しかし、嫌なことに囚われているときは、忘れるようにしようとしても、なかなかうまくいきません。忘れようとすること自体が、問題を回避しようとする意識が働いているため、逆に、問題を意識化させることにもなりかねません。これは、眠れないときに眠ろうとして数を数えたりしますが、「いま自分は眠ろうとしているのだ」という意識を捨てることができないので、逆に目が冴えてきたりします。心は「あまのじゃく」ですから、どうも始末が悪いのです。

感情的になっているときというのは、その問題を解決しようとしてこころの働きを集中させているわけですから、「忘れろ!」といっても忘れるのは難しいのです。そこで、問題となっていることが自分にとってそれほど意味のあることかどうかと考え直してみる（思考変換：これも簡単ではないが）のも一つの方法ではないでしょうか。「命を取られるわけでもないし」とか、「地位や名誉も捨てたほうが気が楽だ」と開き直った気持ちに持っていくと、それまで重大視していたことがたいしたことないように見えてきたりします。

以上は、感情が自然に薄れていくように、「待ち」の構えを取ることですが、問題の解決ができていない場合は、感情が薄れるどころかむしろ増幅し、病的な方に移行してしまう可能性もあり得ます。

そこで、正攻法は、問題を直視し、それをどのように乗り越えるべきか、積極的に考えていくことです。ただし、こころが沈みがちな場合は、問題を直視するとマイナス思考に引っ張っていかれることがあります。そこで、こころの向きをプラス方向に誘導しつつ問題をどのように解決すべきか、自分で解決策を見出すようにもっていくのです。この具体的方法は治療の項で詳しく述べたいと思います。問題を自分の力で解決できれば、それは新たなる力（矛盾解決能力）を獲得したことにもなるのです。

私たちが矛盾に満ちた現実の世界で生きていこうとすれば、必然的にストレスを抱えることになるのです。適応とは、ストレスと感じる困難な状況を克服することでもあると思います。しかし、このことは、「言うは易く行うは難し」であり、常日頃から、できるだけ自分の力で解決する力を身に付けるように心がけておかないと、一朝一夕にできることではありません。自分の力の全く及ばない困難な問題が発生したときは、一時回避ないし距離を置くことは当然必要なことです。ただ、嫌なこと、困難なことがあると直ぐ回避するようでは、力はつかないでしょう。「ストレスよ！　いらっしゃい」といえるようになりたいものです。

なお、ストレス状態に陥るとそれに囚われ、こころはマイナス方向に引きずられかねません。日ごろから自分の得意とする分野を持っていると、それがこころの支えになってマイナス方向に引きずられるのを阻止してくれます。そのうちマイナス感情が薄れ、冷静に問題を処理できるようになってきます。趣味でも、勉強でも、仕事の面でもいいですが、何か一つでも得意なものがあれば危機を乗り越えやすいのではないかと思います。

第二章　ストレスに巻き込まれる人々

心の糸が切れるとき

この世は矛盾にみちており、ストレスをまったく回避することは不可能だということがわかりました。つまり、現代社会では、ほとんど全ての人々が何らかのストレスを抱えながら生きているといっても過言ではありません。それでは、ストレスによる心の病気は、どのようにして具体的に顕れてくるのでしょうか。

症状のあらわれ方は、もちろん個人によって異なります。それは、子供のときから現実の矛盾とどのようにかかわってきたか、しかも、それをどのように乗り越えてきたかによって異なります。

ただし前章で述べたように、矛盾の内容がおよそ自分の存在を脅かす場合には、誰でもストレスを強く感じるでしょう。現実をストレスと感じるのは、自分の健康や生命あるいは社会的立場を危うくするような問題、または差別的な問題、あるいは屈辱的な問題などです。ただし、急激なストレスに対しては、その程度にもよりますが、反応も強い代わりに比較的早く回復することが多いようです。ところが、程度はそれほど強くはなくともストレスが慢性的に持続する場合は、もっと厄介です。心を統合する力が徐々に疲弊していくため、目の前の課題をスムーズに処理できなくなるのです。こうした状況のもとでは、適応能力の低下を実際に感じるようになり、無理が利かない、すぐ飽きてくる、疲れやすい、気が進まないといった自覚症状が出てきます。とはいえ、これくらいは誰でもがしばしば体験することであり、病的とまでは言えないでしょう。

しかし、ストレスを長い間抱えていると、しだいに心にゆとりがなくなってきます。

まず、頭痛、肩こり、動悸、胃部不快感、下痢・便秘、食欲不振、不眠（途中覚醒が多い）といった自律神経症状が出現し、さらに物音を異常にうるさく感じたり、人の欠点が目に付いたり、腹が立ってイライラしやすくなってきます。やがて、何をしても楽しくない、先々のことが心配で何も手につかないといった過敏状態ないし軽うつ状態に陥ります。

こうした状態ではごく些細なストレスで心が急に大きく変動する可能性があります。

つまり、これはこころの糸が張り詰められた状態です。こうなってしまうと、ほんの小さな出来事で、心が大きく変動する恐れが出てきます。それまでなら難なく乗り越えられたような些細なストレスが契機となり、心の糸がプツンとキレてしまうのです。周囲の人から見れば、「なんでそのくらいのことで?」と思われるかもしれません。この点の詳しいことは後に説明しますが、心の中にストレスによる新たなる仕組みが発生している可能性があります。

それでは以下に、ストレスによってどのような症状があらわれるか、具体的に見てみましょう。ただし、最初にお断りしましたように、各症例の内容にはかなりアレンジをくわえてありますので、ご了承下さい。

（1）不安抑うつ状態—AさんBさんの場合

ストレスが溜まってくると、まず、自律神経症状としての頭痛、めまい、肩こり、胸苦しさ、動悸、腹痛、下痢などをはじめ、不眠、食欲不振などを訴えることが多くなります。さらに、疲れやすく、物事に興味・関心がうすれ、逆に先々のことをあれこれと心配するようになります。

Aさんは50歳代の女性です。ある時期から、夫がギャンブルに凝りその挙句サラ金から借金をするようになりました。返済時期が迫ると、自宅へ借金の取立ての怖いお兄さんたちが怒鳴り込んできます。それが毎日のように続き、とうとう夫は雲隠れしてしまいました。Aさんが来客に怯えるようになったのはその頃からです。電話のベルが鳴ると動悸がするようになりました。こうした不安・緊張が何ヶ月か続いてから、「身体がだるい、頭が重い、肩が凝る、目がかすむ」といった症状が出始め、さらに、「胸が苦しい、眠れない、食欲がない、疲れる、ふらつく、イライラする」といった訴えが続くようになりました。ついに離婚することとなり、夫と別れて転居してからは、借金の取り立てはなくなりました。ところが不思議なことに、ストレスが少なくなったにもかかわらず、Aさんの症状は消えるどころか、むしろ悪化していったのです。数年が経過したころ、「気が滅入ってしようがない、不安で~、どうにかなりそう」と訴え、再三救急車を呼ぶようになりました。食欲もなく、食べると吐くようになり、夜も途中覚醒が多くて眠れません。ついに、階段から飛び降りようとするなどの自殺未遂行為もあり、入院することとなりました。これまで、ストレスの病気となった原因が解消されれば、症状も消褪していくとされ、逆に悪化するということについては、あまり議論されていないし、十分に解明されていません。これはストレスによって、心の中に病的構造（自己組織）が発生した結果と思われます。（この点については、第四章で検討します）

Bさんは30歳代後半の女性です。元来、まじめで几帳面、控えめなタイプの性格でした。結婚生活も順調で、家庭でも職場でも、特にストレスを意識することはなかったそうです。ところが、会社が不景気のため、リストラが進行し、ついに退職せざるをえなくなりました。退職後間もなく別の会社に再就職できたものの、同僚の一人が横柄で、勝手な振る舞いが多く、「いやだ！　いやだ！」と思う日が続いたのです。3ヵ月程した頃から頭痛、肩こりがひどくなり、ときどき「カッ！」となり生汗が出るようになりました。血圧が上がり、特にその嫌な同僚の声を聴くと血圧が上がってしまうのです。毎日2~3時間しか眠れず、食事すると胃が痛むようになりました。憂うつで、友達と会うのも避けるようになり、買い物に出るのも大儀で、何をする気にもなれなくなったため受診することとなりました。

おそらく、2~3か月も辛い状態に耐えていると、限界に達し、心（統合機能）が不安定化します。すると、こうした状況では、心の中に異常が発生（竜巻が発生するがごとくに、新たな病的組織：自己組織）し、どんどん病気が悪化するようになってきます。初めの頃は、頭痛、めまい、肩こり、胸苦るしさ、動悸、腹痛、下痢、不眠、食欲不振などの自律神経症状を訴えます。そうした状態が続くと、次第に疲れやすくなり、物事への関心が薄れたり、逆に、先々のことをあれこれと心配したりします。その内、不安やうつ気分がどんどん強くなり、何もできないばかりでなく、絶望的・悲観的になり、場合によっては自殺を考えるようにまでなります。慢性化するにつれ、抗うつ剤といった薬の効きも悪くなり、閉じこもった生活を強いられることになります。慢性化すると同時に悪循環に陥るのは、Aさんのところで述べた病的構造（自己組織）によるものと思われます。

（2）強迫性障害—Cさん、Dさん、Eさんの場合

何回も確認しないと安心できないとか汚れ（不潔、恐怖・有害物質）が身体に付着すると執拗に洗浄を繰り返すといった症状を呈するのが代表的な強迫性障害（強迫行為）ですが、嫌な体験や考えが自分の意思に反して浮上してくる強迫観念も比較的多く、かつ難治です。この病気も慢性的なストレス状態の後に、些細なことが誘因となって発症することが多いように思います。

【洗浄強迫】

Cさんは五十歳代半ばの女性です。25歳のときに結婚の話がまとまり、挙式を前に多忙な日々を送っ

ていましたが、初夜を迎える不安もあって「出血」を気にするようになったようです。赤いものは全て「血」を連想し、触れられなくなりました。TVで暴力団の殺人事件で赤い血を流している場面を見てから、ますます「血」が怖くなり、殺人や死体を連想させるものには近づけません。お金は誰が触ったか分からないので、あらかじめ消毒したお金しか使えないのです。相手からお釣りを受け取れません。お札の赤い印刷文字は血に見えるので、お札は怖くて持てません。外から帰ると衣類は汚れているので、全部洗濯します。洗濯するときは、洗濯物を干すまでに何か汚れが付いたと思うとやり直しをせざるを得ないので、何時間もかかってしまいます。お風呂に入っても、身体の洗い残しがあるかどうか自分では判断が付きにくいため、夫に付き添ってもらって確認してもらわざるを得ません。手洗いの回数や時間がどんどん増え、寝室に入るときは1時間近く手足を洗うし、夫にも要求します。入院している母（下肢骨折）の病院には出血する患者さんがいるので怖くて面会に行けません。誰かに介助してもらわないと、玄関のドアに触れないために、訪問先の建物の中に入れません。

【確認強迫】

Dさんは四十歳中頃の男性です。まじめで、几帳面な性格です。母が脊髄腫瘍で手術することになり、母想いの彼は趣味のゴルフもパチンコも止め、勤務が終わると夜遅くまで付きっ切りで看病していました。母の病気の心配と看病疲れもあってしだいに元気がなくなってきました。Dさんの様子がおかしくなったのはその1か月後ぐらいです。何事も確認をしないと不安になり、車を運転しても、老人や子供を見ると「轢いてしまったのではないか」と不安になり、引き返して確認するようになりました。運送関係の仕事をしていましたが、配達の際に、誤配がないかどうかの確認に時間がかかり、上司からは仕事をサボっているのではないかと注意されるようになりました。仕事の能率が極度に悪くなったばかりでなく、運転そのものができなくなり、休職を余儀なくされました。

家では、ゴミをすてるときも、大事なものがまじりこんでいないか何回も確認し、収集時間に間に合いません。また、子供のカバンに何か危険なものが付いてないか、毎朝何回も確認するため、学校に遅れてしまいます。妻が「もう、いい加減にして！」と注意すると怒り出し、妻の顔を殴りつけることもありました。確認中は間違わないように神経を研ぎ澄ましてやっているので、周囲から不用意に声をかけられると一からやり直ししなければなりません。常に心にはゆとりがなく、いらいらし、怒鳴ったり、暴力をふるったりすることもあります。

確認や洗浄をすれば、そのときは楽になりますが、汚れる場面や確認を要する場面では延々と繰り返さなければならなりません。確認や洗浄をしないと落ち着かず、行動の途中ではやめることができません。すっきりするまで完璧にやり終えたいと必至になりますが、際限がないので、多くの場合、区切りのいいところで止めようとして、7回（ラッキーセブン）、とか8回（末広がり）で止めようと決めるようです。それですっきりしないとその倍数回（例えば8×8＝64回）まで止められない。歯止めをかけるようにすると、今度はその回数までは毎回やらないとおれなくなるのです。こうして確認や洗浄の回数が増え続け、手洗いや確認に6～8時間に及ぶこともあります。汚れ（ないし不快感や恐怖）を洗浄する行為ではありますが、激しいときは何時間洗ってもきれいになりません。

こうした事例を観ているると、洗浄は汚れを落としきれいにすることであるように思われますが、きれいにするということであれば、現実には30分も手を洗えば全く問題はないのです（昔、外科医が手袋をはめずに手洗いを30分すれば素手で手術を行っていた）。

スイッチや施錠の確認も同様で、延々と数時間も確認する意味はないのですが、何時間も確認しても、なお安心できないのです。現実世界では100%ということはありません、超一流校の大学生（強迫性障害）でしたが、「普通は99%大丈夫であれば安心できますが、99・99%大丈夫と思っても、1万分の1が自分に当てはまると考えてしまうので安心できないんです」と教えてくれました。これは、健康な統合機能と病的構造とが拮抗関係にあって、病気の勢力が優位にある間は安心できないのではないかと思われます。健康な力が優位になると、これまでの洗浄や確認行為が馬鹿らしくなってくるのです。

【強迫観念】

これは心の中に、くりかえし、不快な観念やイメージ、あるいは衝動が浮上し、それらを振り払うことができないのです。

Eさんは30歳前半の男性です。小学時代は勉強もよくでき、ガキ大将で活発な子供でしたが、中学のとき、いじめ（仲間はずれ）の対象にされてしまいました。自分の他にも、仲間はずれにされた友達がいたのですが、集団で暴行受けたり、金を要求されたり、使い走りされたりする光景を見てきたEさんは、嫌な人（虐めている人物）の気を損ねるようなことをすると自分もいじめに遇うのではないかと不安になってしまいました。そのうち、嫌な人の触った物には触れられなくなり、さらには、嫌な人物が頭に浮かんだり、いじめの場面が浮かぶようになりました。その都度頭の中で「違う！　自分とは違う！」と打ち消すようにしていました。やがて、「嫌な人」以外にも、死んだ人の名前が浮かぶようになり、それをそのままにしておくと自分も死んでしまうような気がして、口ごもりながら「違う！　消えろ！」と言うようになりました。常に一人ブツブツ言っているので、周囲の人からは妙に思われたかも知れないといいます。

これまでいくつかの病院にかかり、入院ないし通院で薬物療法を受けましたが改善されず、仕事にも就けず悶々とした生活が続いていました。親は本人を「怠け者」としか見えないらしく、顔を会わせると愚痴を聞かされるのでそれがたまらず、実家の近くでひとりアパート生活するようになっています。治療の進展なく、紹介されて筆者の治療を受けることとなりました。中学時代に発症し、20年を経過した現在も基本症状には変化はなく、極めて頑固でした。嫌なことが頭に浮かぶと「違う！　違う！　向こうへ行け！」と打消しの呪文を唱えるのです。その恐怖観念を打ち消さないで、苦しみに耐えるようにすると逆に嫌なことが噴出してきて余計に苦しくなるといいます。こうした状況が長年月続いているので、最近は精神的にゆとりがなく、イライラし、些細なことで怒鳴ったり、物に当たったりしていました。「裏表のある人と話をするとイライラし、その人を見るだけで嫌なことが頭に浮かんでくる」「親に何か注意されると、こんな病気になったのは親のせいだ！　と思い、やって（殺して）しまいそうな気になる」というのです。

※

こうした症状を呈するのが「強迫性障害」の代表的なものです。これらを厳密に区別することはできませんが、汚れや有害物質に対して洗浄を繰り返すCさんは「洗浄強迫」、何度も確認しないと気が済まないDさんの場合は「確認強迫」、頭に浮かんでくる恐怖を打ち消さないと安心できないDさんの場合は「強迫観念」と呼べるでしょう。

これらの病気も、慢性的なストレス状態の後に、些細なことが誘因となって発症する場合が多いようです。苦しさから逃れるために必死で強迫行為を繰り返し、結局はそうした行為に追われて日常生活が成り立たなくなってしまいます。

確認や洗浄をすればその時は一時的には楽になりますが、汚れるたびに、あるいは確認を要する場面が来るたびに、延々とこれを繰り返さなければなりません。

軽症の場合は、確認や洗浄を終えて一旦落ち着くと「馬鹿らしいことだけど止められない、止めるとイライラして暴れだしそうになる」と訴える人が多いようです。重症度にもよりますが、一般的には、冷静に考えるとその行為が不合理であることを認識できますが、病気の力は強大であり、その支配に抵抗できないというのが現実です。健康な人からみれば、無意味に見えるので「何をしているの！ 早くしなさい」と軽蔑するように言われます。「周囲の人が当たり前にできること」ができないことぐらい辛いことはありません。それを家族も含め周囲の人に分かってもらえないという二重のつらさを訴える患者さんも多いです。周囲の人も不合理というし、本人もそう思っているのになぜ訂正できないのでしょうか。その仕組みは明確にはなっていませんが、われわれが共通に体験する様式とは異なる仕組みが起こっているのではないかと思わざるを得ません。

（3）恐怖性障害（恐怖症）―Fさん、Gさんの場合

恐怖性障害は、一般の人には不安を意識することのないような状況あるいは対象に直面して恐怖を感じるということです。

【社会恐怖】

Fさんは30歳代後半の女性です。元来内向的性格で、努力家でもあります。大学卒後、金融関係の会社に就職し、外交的な仕事をしていました。会社での評価は上々で、充実した生活でした。しかし、結婚・出産・育児が大変になり、夫の転勤をきっかけに退職しました。ところが、子供が小学校高学年になり、手がかからなくなってくると、家庭にこもっていることにストレスを感じ始めました。

あるとき、PTA役員の親睦会があり、その席上で特に理由はないはずなのにすごく手がふるえたというのです。続いて、別の会合でコーヒーを運んでいて手の振るえが止まらなくなり、強い不安に襲われました。人前に出るのが怖くなり、こんなことでは何にも仕事ができないのではないかと考えると夜も眠れなくなってきました。PTAの会合があると、3日も前から眠れないのです。いつもドキドキし、家に居ても落ち着かず、夕方まで喫茶店や車を走らせて時間を過ごすようにしていました。そして、初

診時、「主婦業はいや！　自由を奪われた感じ！」と不満をぶっつけ、こんな状態では何もできないと訴えます。

【閉所恐怖症】

Gさんは20代後半の男性です。小～中学の頃は陽気で、人を笑わせるのが得意でした。ところが高校ではクラスの人気者にはなれず、大学時代はむしろ対人関係で自信を失くし、人前でオドオドするようになり、同級生と比較して自分には何もないという想いが強くなりました。大学卒業の前頃より、人前で不安・緊張を意識し、人と話をするときも視線を避けるようになりました。卒後2年目の頃、友達からいたずらで会社の保冷車に閉じ込められたのです。10分ほど出してもらえず、パニックになって叫びだしました。その後しだいに、ストレスが溜まると不安発作を起こすようになりました。それからは恐怖体験が頭から消えず、暗い所に入るのが怖く、冷蔵庫の荷物の出し入れが苦痛になってきたのです。やがて不安発作が起きたとき脱出できないとどうしようという考えに支配されはじめました。直ぐに脱出できない乗り物、例えば飛行機、地下鉄、新幹線、エレベータや長いトンネルなどを避けるようになり、さらには、ひとりで留守番ができなくなってしまいました。いくつかの大学病院や総合病院精神科など転々としましたが、薬の量がだんだんと増えるだけで症状は改善されず、私の病院を受診したのです。

※

恐怖症性障害は、恐怖対象に直面すると急速に不安が高まり、特定の条件では不安・緊張とともに動悸、めまい、口渇、振戦(手)、嘔気、などを伴いパニックに陥りそうになります。そうした体験がさらに予期不安を助長することとなります。結局、恐怖対象を回避する生活を強いられ、次第に社会生活が困難となってきます。生活条件が厳しくなるにつれ、対人関係も悪化し、ますます精神的に不安定となり、症状も強化・拡大されていき、最後には、閉じこもった生活を余儀なくされます。

強迫性障害と恐怖性障害とは、診断学的には区別していますが、発症機序は両者の間に大きな相違はありません。現象的にも、強迫観念と恐怖症と区別出来ないことも多いのです。

不吉なこと（場面、人物など）が頭に浮上すると訴える強迫症の人は、不吉なことを誘発しやすい場所を回避するようになりますが、これは、恐怖症の人が恐怖を来たす場面を回避するのと同じです。

強迫性障害の人は、心の中に不安のエネルギーが溜まると、それをさまざまな強迫行為によって排除・排泄しようとします。一方、恐怖性障害の場合には、不安のエネルギーが溜まらないように、不安・恐怖を来す場面を回避するようになります。強迫性障害と恐怖性障害では、病気の状態が異質であるようにも見えますが、それは防衛機制の違いによるものではないかと思われます。

(4) パニック障害

パニック発作は、特別な誘因もないのに突然に起こり、少なくとも数分は持続するとされています。

激しい恐怖とか不安に続いて起こるものとは区別されます。症状は、動悸、胸苦しい、呼吸困難、発汗、震え、めまい、ふらつきなど多彩です。死ぬのではないかといった恐怖感や自分自身がコントロールできなくなるのではないかという予期不安に伴う心身の反応です。

Hさんは30歳代後半の男性です。子供の頃から家庭的には恵まれず、詳しい事情は割愛しますが、家族はバラバラでした。本人は、高卒後建設業に従事し、まじめに働き預貯金もかなりできたので、ずっと夢見ていた暖かい家庭が、ようやく手に入ったのです。

ところが、家計を妻に任せっきりにしていたところ、いつの間にか預金が少なくなり、理由を追及したところ妻の不貞がはっきりしたのです。その上、Hさん名義でサラ金で借金をしており、それが莫大な額になっていました。妻の心を引きとめようとその借金も本人が返済しましたが、妻は帰ってきませんでした。裁判にもかけましたが、どうにもならず、ついに離婚となってしまいました。その頃から、頭痛、めまいとともに身体の沈む感じあるいは揺れる感じに襲われ、しばしば嘔気や胸苦しさ、目がかすむ等の症状を伴うようになっていました。時々パニック発作を起こし、救急車で搬送されることもありました。建設作業を続けていくのはとうていむりでした。退職後は、生活保護を受けています。

嫌なことを考えると、翌日になっても頭から離れず、起床時にムカムカして吐くこともあると言います。診察時に、妻のことを考えさせるとすぐムカムカしてきて、今にも吐き出しそうになっています。

※

なぜパニックが起こるのか、まだ定説はありません。パニック障害が果たして独立した疾患なのかどうかも検討を要するところです。筋肉の疲労の原因となる乳酸を与えるとパニックを誘発されやすいということで、生物学的要因を重視する意見もありますが、心理社会的要因（ストレス）も無視することはできません。発作が「特別な誘因なく突然に起こる」ものと強調されますが、これは後の項で詳しく検討するように、慢性的なストレス状態で脳の統合機能が弱っている場合には、日常のごく些細な要因で発症するので、「特別の条件なしに発作が起こる」ように見えるのではないかと思われます。

(5) 解離性障害

「解離」の問題が精神医療の現場で議論されるようになったのは、1970年代以降で、病名としての「解離性同一性障害」が登場したのは1994年からです。解離の発症原因・病理について定説はなく、したがって治療法も確立できていません。発症は、「心身の機能統合の破綻」と考えられており、脳の適応能力の限界を超えた体験が原因であるとも言われています。薬の効果も期待できず、難治であることに変わりはありません。

Ｉさんは20歳過ぎの女性です。明るい性格でしたが、小学校高学年の頃よりいじめに遭い、学用品を隠されたり、無視されたり、中学でもトイレに閉じ込められることがありました。この頃から、抑うつ的となりやすくなり、さらには、パニック発作や自傷行為、自殺未遂を断続的に繰り返すようになっています。高卒後、ますます感情不安定となり、夜外出したまま帰宅しないことがしばしばあり、生活は乱れ、親の注意も全く聞き入れなくなりました。

20歳のとき、妊娠3ヵ月で流産し、彼と別れた頃より、人格変換を来たすようになり、興奮状態となったり、自殺未遂を繰り返したりで、某精神科病院に再三入院しています。

最近は、些細なことで人格変換を起こし、同年齢の男性に変換されると言葉遣いも行動も男性的となり、幼女に変換されると甘えた口調になります。逸脱行動が激しくなり、薬による改善もあまりみられず、行動療法（後述）を勧められて、当院に入院となりました。

解離性障害では、過去の記憶が障害されたり（健忘）、人格の変換がおこったり（多重人格）、感覚や運動機能の統合的コントロールが失われ、手足がまひしたり、目がみえなくなったり、耳が聞こえなくなったり、過去のいやな体験が生々しく読みがえり（フラッシュバック）、暴れ出したりします。健忘の間の行動は他人の目には正常に見えますが、高次な判断機能は不充分で間違いを起こす場合があります。店にはいって、欲しいものをかごにいれ、お金を払わずに帰えろうとして、つかまり、警察で追及されるといったこともあります。「覚えていない」といっても信用してくれません。

こうした症状は、統合機能が不安定となった場合に、さらなるストレスにより自己の崩壊を招きかねないため、解離という方法によって自らの崩壊を防衛しているのだという意見もあります。しかし、果たしてそれが真に自己の防衛になっているのか、なぜ解離という方法を講じるのかとなるとまだ充分な説得力のある回答は、みつかっていないといえましょう。

（6）心的外傷後ストレス障害（PTSD）

ＰＴＳＤは、大きな事件や災害・事故、犯罪の犠牲、強姦などに遭遇したときに現れる疾患です。主な症状は、①外傷的出来事が、繰り返し思い出されてくる。②外傷と関連した刺激を回避したり、反応の麻痺が起こる。③持続的な覚醒の亢進（不眠、怒りの爆発、過敏）等であり、外傷後数日間は急性ストレス障害であり、外傷後1ヵ月を経過して上記のような症状を呈し、著しい苦痛ないし生活上の困難を伴う場合をＰＴＳＤとしています。

要は、強い外傷体験の後、急性症状の時期が過ぎても外傷的出来事が繰り返し思い出されてきて、不安・恐怖に伴うさまざまな症状が持続するということです。

Ｊさんは30歳前の男性です。同僚と建設現場で休憩していたとき、急に建物が倒れ、その下敷きとなってしまいました。Ｊさん本人は奇跡的に軽いケガで済みましたが、同僚は即死だったのです。事故直後は何が何やらわからなくなってしまい、翌日になっても同僚が死んだことが信じられませんでした。毎日のように同僚の家に行き、お線香をあげましたが、遺族の悲しみを身に染みて感じるとともに、自分だけ生き残ったことに対する罪悪感もあり、いたたまれなくなりました。

夜は数時間しか眠れず、しかも途中で目が覚めてしまいます。食欲もなくなり、どんどんやせていきました。事故の怖い場面を思い出さないようにしていますが、夜一人になると思い出されてきて胸が苦しくなります。さらに、頭痛、下痢が止まらなくなり、職場復帰も困難となってしまったため、私のもとを訪れました。

受診時に、事故のことを想起させてみましたが「想い出せない」（回避）と言います。

Jさんが受診したのは、事故後丁度1ヵ月目であり、かつ、上記の診断基準を満たしていたのでPTSDと診断し、直ちに行動療法（在宅）を開始しました。3週間ほどで回復し、1か月後には職場復帰しました。

※

急性期が過ぎても症状が収束せず、なぜ慢性化するのでしょうか。この点については、まだ、納得のいく説明は見当たりませんが、著者の見解は後ほど詳しく述べるつもりです。

災害や事故に伴うPTSDが注目されていますが、いじめや虐待、性犯罪等が問題となることも多いのです。性的トラウマの場合は、子供のときに受けたトラウマが心の中に封印されたまま大きな変動には至らずに経過することがあります。しかし、成人してから別のストレスによって精神的に不安定となったとき、過去のトラウマの封印が解かれ、激しい混乱ないし驚愕反応を伴ってトラウマの場面が再現されることがあります（フラッシュバック）。別の見方をすれば、封印されたトラウマを抱えていたため、現実の困難な課題を処理できず、ストレス障害を起こしやすかったとも言えるでしょう。

（7）摂食障害

「摂食障害」の患者さんは、拒食に陥ることも、過食に陥ることもありますが、食欲を安定させるための調節が困難となり、拒食から過食、あるいは過食から拒食へと極端に変動することもあります。食べ方が異常になるだけでなく心理的にも不安定で、些細なことで不機嫌となり、対人関係でトラブルを起こしやすくなります。

Ｋさんは30歳前の女性です。中2のときから人前で緊張し顔が赤くなる傾向があり、対人関係で疲れやすいとのことです。

高卒の頃には標準体重よりも20ｋｇ余りオーバーしていましたが、体重のことはそれほど意識はしていませんでした。しかし、会社勤めをするようになり、周囲の先輩たちの結婚や異性の友達の話を耳にすることが多くなったころから、スマートになりたいと思ってダイエットを始めたのです。一日1食（夕）は、家族と普通に食事をし、あとの2食は抜くか、お茶やこんにゃく、寒天で済ませていました。それを3ヵ月ほどで続けて、約20ｋｇ減量できました。

ところがあるとき、友達関係で腹が立つことがあり、いらいらしてやけ食いしてしまったのです。すると、それまで痩せようと頑張っていた気持ちがプツン！　と切れて、今度は急に、食べたくて食べたくて我慢できなくなりました。

肥えるのが怖いため、食べては吐くという行動に変化しました。仕事の疲れやストレスが溜まると「食べてはいけない」と思いつつも、ついお菓子に手が出てしまいます。食べ出だすと止まらなくなるのです。自室にこもると、気がついたら食べていると言います。

食べてしまうと「しまった」という後悔があって、指をのどに入れて吐いたり、下剤をかけたりします。

※

摂食障害の患者さんの多くは若い女性です。肥満への恐怖と痩せたいという異常な願望があり、その「こだわり」のため心の安定幅が狭くなっています。些細なことでイライラしたり、頭痛、嘔気、倦怠感、等を訴えやすくなります。落ち着きがなくなり、周囲の人に当り散らすため、周囲の者（親）が注意せざるを得なくなります。すると、怒鳴ったり、喚いたり、家を飛び出すなどの逸脱行動に走ることにもなります。こうなると説得では対処できません。

摂食障害を起こす原因も、まだ充分には解明されておりません。ホルモンや代謝の異常、あるいは社会文化的な要因、性格の問題等が複雑に関与しているのではないかとされていますが、社会文化的な要因、特に、ファッションモデルに登場するやや細身のスタイルを理想化しやすい傾向があることも、無視できないでしょう。

また、慢性的なストレス状態が続き、不眠、食欲不振、抑うつ状態に続いて、痩せ願望が強くなったり、逆に、過食に陥ることもあります。摂食障害の発症が、ストレスと関連していると考えられる場合には、その原因としての心の変化をどのように再調整するかが重要となってきます。単に、拒食・過食の結果としての体重の増減を図るだけでは解決にはなりなりなりません。

（8）児童虐待

児童虐待の問題は、米国では、1970年代から社会問題となってきましたが、わが国でも徐々に多くなり、平成29年度の厚労省統計によると、133、779件となっており、毎年1万件以上増加しています。

虐待には、身体的虐待、保護の怠慢、性的虐待、心理的虐待、の4つのタイプに分類されていますが、上記統計では心理的虐待が半数をこえています。虐待がなぜ起こるかについては、親に問題があるといえますが、よく聞いてみると親も発達過程でいじめや虐待を受けている（世帯間伝達）こともあり、また、職場や地域でストレスを抱え、孤立していることもあります。もちろん、こどもが親の言うことを聞かず愛情のある親子関係が築けなかったということもあるでしょう。さらには、継子であったり、障害を負った子供であることが親の虐待の原因になったりすることもあります。つまり、虐待の原因は単純ではなく、さまざまな要因が複雑に絡んでいるようです。したがって、虐待の問題を一面的に論じることはできませんが、ここでは、親が慢性的なストレス状態に置かれると、どうして虐待に至るのか親の問題を中心に考えてみましょう。

Lさんは20歳代後半の女性で、几帳面な性格です。小学5年ころから中学卒まで「いじめ」を受けた経験があります。数人の女の子に取り囲まれ、カバンを隠されたり、叩かれたり、皮膚の皮を剥がされて血を流し、泣きながら帰るといったことが再三ありました。

それでも、中卒後は就職し、大きな問題もなく22歳で結婚し、待望の子供もでき、充実した毎日でした。ところが、初めての赤ちゃんであったため、育児の要領がよく分からず、むずがるたびにイライラするようになってきました。一方、夫は仕事で帰りが遅く、休日も同僚と出かけることが多いため、ストレスが溜まる一方でした。それでも、生後1年ほどは頑張って子育てと家事をこなし、内職もして家計を切り盛りしていました。

ところが、子供の動きが活発になるにつれ、いたずらが多くなります。Lさんは思わずカッ！　となって子どもに手を上げるようになりました。また、ある日子供が近所へ遊びに行ったときのことです。よその子から水をかけられて泣かされたので、親御さんに抗議したところ、「それならお宅の子どもを鎖でつないでおけ！」と逆に怒鳴られたそうです。そんな近所付き合いが嫌になってしまいました。

それが原因で引っ越しましたが、そこでも子供のことで近所付き合いがうまくいかず、誰とも話をせず、いつしか家に閉じこもるようになってしまいました。

その頃からますます子供に当り散らすようになり、突き飛ばしたり、物を投げつけたり、階段から逆さ吊りにしたりしたこともあります。子供が母の顔を見ると逃げ出すので、よけいカッ！　となり、再び殴りつけます。子供をパシッ！　と叩きつけると、すっきりして気持ちがいいのだそうです。しかしその一方では、子供がかわいくて仕方がないとも言います。ついには、感情が大きく揺れ動くようになり、「死にたい、子供と心中したい」と訴えることもあれば、できれば「子供と離れていたい」とか「カッ！　となる病気を治したい」と言うので、早速に入院することとし、同時に子供は施設に預けられることになりました。

行動療法を開始し、数カ月後には母親の気持ちは落ち着きをとりもどし、毎週面会に行くのを楽しみにするようになりました。しかし、子供を家庭に戻す許可が降りず、そのうち、希望をなくし、受診もしなくなりました。

小児虐待の対策として、まず、子供の健康や生命の危機にあるときは、当然子供の保護が最優先されるべきですが、緊急を要する事態が落ち着けば、次には児童虐待に至る親の心の調整をどのようにしていくかが重要になってくるでしょう。というのも、子供は保護されたものの、「子供がかわいい」という親心のあるのも真実だからです。分離することで子供の安全は確保されたとしても、親子の間は引き裂かれたままです。子供と離れた生活を長期に強いられると、親の心はますます荒んでいくか絶望的になってしまいます。親の治療をしないで、子供を親元に戻すのは再発につながる可能性がありますが、親の治療が順調に進めば、親子の生活を回復させる努力が必要ではないかと思われます。さもなければ、親の心の健康を取り戻すことができなくなり、結果として子供を親元に返すことがますます困難となってしまいます。かわいいはずの子供を虐待してしまうという、親の心の病理的変化をどのように回復させるか、そうした面での対策が、急務ではないでしょうか。

(9) 行為障害

行為障害は、他人の権利を侵害するような行動が反復・持続するもので、攻撃性と反社会性を特徴とするものです。年齢不相応な逸脱した行動に走りやすいのです。多動性障害(統制のとれた行動が困難)と区別できない場合もありますが、一応は区別します。異常行動の内容は、人や動物に対する残虐行為、破壊行為、放火、盗み、繰り返しウソを付く、ずる休みと家出、反抗的で挑発的な行動など多彩です。ここでは、ストレスとも関連する「家庭内限局性行為障害」の例をみてみましょう。

Mさんは20歳代前半の男性です。おとなしく、まじめな性格でした。成績優秀で、家業の法律事務所を継ぐべく嘱望されていました。ところが、高校時代に異性の友達ができ、勉強に身が入らなくなり、しばしば外泊するようになりました。そして、高3のとき失恋し、そのショックもあって不登校(中退)に陥ってしまいました。親との対立は深まるばかりで、次第に口も利かず、自宅にこもり、時にイライラして大声を出したりしていました。

そのうち、親の期待を裏切る形で、夜の水商売で生活し、1年ほど家には帰りませんでした。その後、思い直して大学受験を目指して勉強を始め、大学受験資格は取得できたものの、法科大学の受験に失敗し、気が抜けたようにぼんやりしていました。半年ほどしたある日、急に家で暴れだし、家具を壊し、父親の書斎に入り、書棚をひっくり返し、また、父の衣服を引き裂き、手が付けられなくなりました。さらには、「親の顔を見ると腹が立つ」「これまで親のいいなりになってきた、もう我慢できん」と言って、横になっている父に殴る蹴るの暴力を振るうようになってきたため、止む無く入院させることとしました。弟や妹には暴力を振るうことはないし、叔父さんの言うことには素直に応じるところがあります。入院の際も、叔父さんに連れられて来院しています。しかし、入院の説得には全く耳を貸さず、暴れだすので、医療保護入院（強制入院）としました。病棟では、比較的おとなしく、当初拒否的であった治療にも前向きに応じるようになっています。

Mさんの場合は、親の期待と重圧が慢性的なストレスとなっていたようです。頑張ったものの、それに応えられず、挫折して悶々とした状態が続いた後に、心の糸が切れたように、暴れたり、暴力を振るったりするようになっています。こうした事例では、しばしば事件・事故に発展することがあります。しかし、専門機関に相談しても適切な対処は必ずしもできてはいません。本事例も、「暴力を受けても、親としてぶつかっていくほかない」と言われたようです。

以上、ストレスと関連する具体的事例を提示してきましたが、多くの事例では、慢性的なストレスが持続した後に、いろんな心の異常が引き起こしていることがおわかりいただけたかと思います。こうした異常な状態が持続すると、しばしば悪循環に陥ります。場合によっては入院を余儀なくされることもあります。

なぜこのような経過を辿るのでしょうか。そして、こうしたストレス障害に対してどのように対処すべきでしょうか。

次章からは、私のおこなっている具体的治療法と、その背景にある理論について、検討してみたいと思います。

第三章　私の治療法

【ストレス性障害と治療メニュー】

ストレスが増大しているという世相を反映してか、ストレスの治療を看板にしている病院やクリニックが多くなっています。また、災害や事件、事故を契機として心的外傷後ストレス障害（ＰＴＳＤ）の患者さんが増えつつあるようです。その頻度は、自然災害か人災か、災害補償はどういったことによって異なるためか、数％～30～40％とかなり開きがあります。そうした場合、学校や職場には、まずカウンセラーが派遣されています。さらには、専門医の診察が必要となってくる例も多く、それでもなお慢性化する例もかなりの数に上ります。

さてそれでは、現在、臨床の場でおこなわれているストレス障害の治療メニューには、どういったものがあるのでしょうか。現在のところ、さまざまな精神療法（心理療法ともいいます）の中から各精神科医が得意とする精神療法を武器としつつ、薬物療法を併用しているというのが実態ではないかと思われます。私も、行動療法（皮膚電気刺激制御法）と薬物療法を併用しています。

では以下に、主な治療メニューを挙げて簡単に説明しましょう。少し専門的な話も含まれますが、お付き合いください。

●薬物療法

薬物療法は、主として抗うつ剤や抗不安剤、さらに状態によっては抗精神病薬などを用います。抗うつ剤を代表するものには、感情を司る脳の物質「セロトニン」を増強するSSRIや、セロトニンとともに「ノルアドレナリン」という物質をも合わせて強めるSNRIなどがあります。抗不安剤（ベンゾジアゼピン系など）というのは、不安や緊張を緩和させるための薬です。これでも取り除けないほど強度の不安や恐怖、幻覚や妄想などの症状には、抗精神病薬（ハロペリドール、クロールプロマジン、レボメプロマジンなど）さらに最近は副作用の少ない非定型抗精神病薬（リスペリドン、オランザピン、クエチアピン、ペロスピロン、アリピプラゾールなど）が追加されることがあります。ただ、薬物療法を開始するにあたっては、診断名と発症後の経過、さらに病状の軽い重いなどが考慮されますが、患者さんの内面の葛藤内容に応じた薬物の選択がなされているわけではありません。つまり、薬物には種類は多くてもその作用機序から分類するとあまり選択の幅はありません。賦活系（抗うつ剤のように心の働きを活性化させる薬）、抑制系（精神安定剤のように心の働きを抑える薬や、抗精神病薬のように賦活系を遮断する薬）、あるいは気分安定化剤などをうまく組み合わせ、用量を考慮しながら処方しています。

問題は、ストレス障害の症状の変化と薬物の作用機序との関係を、薬物療法の立場からは説明できていないことにあります。例えば、解離性障害の症状のうち、健忘と多重人格の違いを心理的には説明していますが、薬理作用から両者の違いを説明されることはありません。要するに、とりあえず処方してみてどのような症状が消えたかあるいは軽快したかをチェックし、統計的に処理して有効性を判定しているというのが現状です。極端な言い方をすると、診断が付けば、病気のしくみがどうなっているか深く検討しなくても治療を進めることができるのです。

そんなわけで、ストレス障害のさまざまな病気に対する特異的な薬物があるわけではありません。ある薬がきいたかどうかを示すものは、発症したあとの患者さんの経過によることが多く、急性期の病気は比較的治しやすくても、慢性化すると効果が上がりにくくなります。

●精神療法

では、薬物療法に対して精神療法の方はどうでしょう。精神療法も種類は多いのですが、すべてのストレス障害に有効かといえば、決してそうではありません。それぞれ、得意とする分野もあれば、弱点ないし限界もあります。薬物療法と同じく、この病気にはこれという決め手になるものがあるわけではありません。

それでは、現在おこなわれている精神療法の主なものを挙げれば、精神分析、行動療法、認知療法（認知行動療法）、森田療法、ＥＭＤＲ（眼球運動による脱感作と再処理）、マインドフルネス、コーピング法等があります。それぞれの精神療法も、薬物療法と同じく、疾患特異的な治療法があるわけでもありません。

●精神分析

十九世紀後半にフロイドが創始した精神分析は、人間の無意識領域に働きかけるものでした。長い歴史を有し、精神分析を専門としていない治療者も、日常臨床の場ではその考え方をかなり取り入れていると思います。問題点としては、精神的な矛盾あるいは葛藤を患者さんはどのような形で心の中に抱えているかということです。精神分析では、それらを抑圧あるいは封印して心の片隅に閉じ込められていると仮定し、治療はそれらを自由連想法により解除し再統合化していくというものです。その際、転移という操作（患者が自分にとっての重要人物に対して抱いていた感情を、目の前の治療者に対して向けるようにすること）を駆使して統合化を図ろうとします。

しかし、心の中に封印されている矛盾あるいは葛藤を掘り起こすと、場合によっては「寝た子を起こす」ように、症状が活発化し、悪化を招くことがあります。再燃する仕組みは、これまであまり解明されていないように思います。例えば、強迫性障害の患者さんの内面を解きほぐそうとすると、それまでどうにか抑制できていた縛りが解けて症状が活発化し、収拾がつかなくなることがあります。ＰＴＳＤの場合でも、過去のトラウマを再現させると逆に悪化する場合があります。

また、内部に強力な不安のエネルギーを抱えている場合は、本人自身も内部の縛りを解きほぐすと不安・恐怖が噴出してくることを、本人が察知している場合もあります。そのため、しばしば治療に抵抗を示すことがあります。また、治療拒否には至らないものの、無意識のうちに、恐怖場面の出現を回避する場合もあります。たとえば、恐怖場面を想起させていると、特定の人物や場所に近づくとそれらが黒くなったり、ぼやけて見えなくなったりします。なぜ内部に強力なエネルギーを抱えているのかの説明がこれまで充分にできていなかったのではないかと思いますが、これは後に述べるように、非線形理論を援用すれば理解が得やすいと思います。

●ＥＭＤＲ

ＥＭＤＲ（Eye Movement Desensitization and Reprocessing）とは、眼球運動による脱感作と再処理をおこなう方法で、１９８９年にアメリカの心理学者シャピロが創始しました。この分野では比較的新しい治療法です。

左右に振られる治療者の指の動きを目で追いながら、精神を集中さえることにより、過去の心的外傷体験を再処理するというもので、単純なＰＴＳＤでは著効を示すといわれています。しかし、なぜそうなるのかの説明はできていないように思います。おそらく、指の動きに集中して精神活動を動員させることで、内面の恐怖に対する抑制機構が一時的に解除（手薄となる）されるため、自由連想法ではなかなか解除できなかった不安・恐怖が容易に解除されるものと思われます。そこで、ＥＭＤＲを「ターボジェット付き自由連想法」と評する人もあります。しかし、これも、比較的急性期の症状であれば脳の統合化機能がなお旺盛であるため、不安・恐怖を早く解除することによって回復も図れるでしょうが、慢性期に入り病的構造が複雑かつ堅固な場合にはＥＭＤＲでも治療は困難です。たとえば、慢性の強迫性障害や慢性化したＰＴＳＤの場合には、ＥＭＤＲで揺さぶりをかけると、精神分析のときと同じように悪化する場合があります。それは、トラウマの封印が解除されたことにより、逆に周囲からエネルギーや情報が取り込まれ、病的構造が活性化されるからではないかと思われます。これは、病的構造が自己組織化していると考えると、わかりやすいでしょう。この「自己組織」については、本書のキーワードともいえるので、のちに詳しく述べることとします。

●森田療法

森田療法とは、精神科医の森田正馬が１９１９年に創始した治療法です。基本的な考え方は、患者本人の治したいという意思のもと、生の欲望あるいは自己実現の欲求を確立することにあります。

そのためには、「とらわれ」の気持ちを脱却し、体験を通して、「あるがまま」を受け入れるようにしなければなりません。「とらわれ」は精神交互作用（気にしまいと意識して、よけいにきになること）の成せるものだから、計画的な訓練や作業により、ものごとをあるがままに受け入れる自分を目指すというものです。

ところが、「こだわり（とらわれ）」の気持ちを脱却することは必ずしも容易ではありません。私たちが日常的に体験するレベルの「こだわり」は現実の課題に前向きに取り組むことによって脱却できるかもしれませんが、病的な「こだわり」はとらわれないようにしようとしていることが「とらわれ」の作用であり、しかも、強い引力で引き込まれていると想定されるので、脱却することは容易ではないのです。

森田療法では、その対象は、「森田神経質」とも言われてきたように、人格障害（回避性、強迫性、など）が中心であり、当初は強迫行為のはげしいものは対象外としていました。重症の強迫性障害の患者さんは、強いマイナスの引力に縛られているので、こころの働きを前向きにもっていこうとしても、健常者よりもはるかに難しいのです。

前述のように、強迫性障害の病的構造は、脳の統合機能の一部がその統制から離れて「自己組織化」したものであり、周囲のエネルギーや情報を巻き込む力を有しています。患者さんは常にいやおうなくこれを意識させられるため、囚われないようにすることは容易ではありません。多くの場合、強迫行為を中断させると激しい自律神経症状を呈して倒れこんだり、感情がコントロールできなくなり、興奮して暴れたりします。

●認知療法

それでは、認知療法はどうでしょうか。ベック（創始者）は精神分析家ですが、精神分析に疑問を抱き、行動療法の技法を取り入れつつ、新しい療法（「認知療法」）を提唱（1976年）したとのことです。その基本的考えは、「誤った前提や仮説に基づくある種の現実の歪曲によって個々人の問題が引き起こされる」とし、「誤った理解の起源はその人の認知発達過程における不完全な学習である」とし、認知治療は「患者の誤った確信と非適応的な態度を修正すること、つまり、認知の修正である」としています。しかし、恐怖症や強迫症の場合、多くは慢性的なストレス状態を経て発症していますが、それ以前には20年～30年にわたってごく普通に生活できていたのです。何十年と体験を通して確立された認知が数ヶ月のストレス状態を経て誤った認識に支配され、症状軽快時には自らも不合理感を有し、治療者からも再三過ちであることを指摘されても訂正されないとすれば、それは統合機能の下にあるものとは別の秩序に支配されているからであるといわざるを得ません。恐怖対象と対峙させたり、強迫行為を阻止するとパニックを起こすこともありますが、それは、統合機能と拮抗する病的構造が活性化され、統合機能が混乱する事態に至ったことを示しているものと思われます。病態構造を「誤った学習の結果」と考えることでは充分な説明にはなり得ていないように思われます。認知療法の考えに対し、「治療者は合理的で現実的であり、患者は不合理的で非現実的であるとする安易な前提は、現代の科学哲学にも適合しない……」とする批判的見解もみられます（S・E・テイラー1989）。

　理論的には問題があるとしても、「認知の修正」という操作によって統合機能の方に結びつけることが可能となれば、悪循環に陥ることを阻止する可能性はあるとおもわれます。したがって、病的な自己組織化の程度の弱い病態であれば、認知療法でも十分効果を期待することができます。

●行動療法

　行動療法の方はどうでしょうか。神経症的行動は条件付けられた行動であるとされ、1950年代にはウォルピの系統的脱感作法（弱い不安・恐怖から少しずつ馴らしていくというもの）が適用されていましたが、治療成績は充分ではなく、1970年頃よりフラッディングが、さらに現在では曝露反応阻止法（Exposure and Response Prevention:ERP）が最も有効とされております。これは、系統的脱感作法（アレルギーの脱感作法の様式）のような不安・恐怖に順次馴らしていくというのではなく、かなり強い不安・恐怖に1時間程度対峙させ、じっと我慢させるのです。初めはかなり苦しいですが、途中から潮が引くように楽になってきます。その後は、こうした操作を繰り返していくのです。ショックを起こすような状態に1時間も耐えさせるのですが、そうすることでなぜ不安・恐怖が軽快するのかまだ説明できていません。I・M・マークスは、恐怖対象に曝すと「あるときは恐怖を作り出し、あるときは減少させるのはなぜか未解決である」としています。非線形理論を援用すれば説明可能ですが、詳しいことは後ほど述べたいと思います。いずれにしても、治療原理については、条件づけ理論では説明困難ですが、行動療法（ERP）は治療の技法は優れており、治療成績もかなり高い評価を受けています。ただし、不安・恐怖と1時間程対峙することはかなりの苦痛ですので、20～30％の人が脱落するとも言われております。なぜ、脱落するのか、それに対してどう対処すべきかについても後ほど述べることとします。

●認知行動療法

認知行動療法は、文字通り、認知療法の理論を背景に、行動療法の技法を取り入れ、統合化したものとされています。行動療法では、観念的な問題は対象としにくかったのですが、認知療法と統合されることにより、強迫観念についても治療対象とすることができるようになったと述べています（S・ラックマン）。認知療法も行動療法も上述したような問題点をかかえており、両者を統合したからといって、それらの問題点が解消されたわけではありません。

●コーピング法

1950～1960年代の行動療法は、ストレスの種類・程度を数量化し、その合計点が基準を超えるとストレス障害が発症するという考えでした。これに対して、ラザラス（１９６６年）は、個人の態度、信念、期待、動機等主観の問題を重要視し、「日常生活の中で些細なストレスが長期に続き、かつ、本人がそれをどのように受け止めるかが重要である」と主張しています。というのは「ある人がストレスに反応しても、他の人が必ずしも同様に反応するとは限らないからである」と述べています。しかし、慢性的なストレスがなぜストレス障害をひき起こすのか、内面の変化についての説明はありません。いずれにしても、ストレス障害に対して、どのように対処するか、その対処法（耐えたり、最小化したり、受け入れたり、無視したり）を提案したのです。ストレス障害の根本治療にはならないとしても、ストレスをできるだけ回避し、その影響を小さくするということでは意義があると思われます。

●マインドフルネス

マインドフルネスはＪ・カバットジンの提唱（１９９０年）によるもので、１９６０年代に、鈴木大拙による禅宗についての教えに感銘をうけ、仏教の瞑想をストレス逓減法として取り入れたものです。「今という瞬間を意識的に生きる」ことを目指します。これが、仏教における瞑想の中核であり、「瞑想トレーニングで大切なことは、不安感があっても、緊張感があっても、また、成功とか失敗といった思い込みがあったとしても、そのすべてを、今という瞬間の事実として受け止め、観察するという姿勢になるのである」としています。これは森田療法の「とらわれ」からの脱却に通ずるものであるといえましょう。
マインドフルネスは、ストレス障害の増悪を阻止する方法としては有効と思われます。しかし、森田療法の項でも述べたように、ストレス障害の病態の基本が自己組織にあるとすると、病的自己組織は強烈な巻き込む力を有しているので、それからの脱却は容易ではありません。マインドフルネスはストレス逓減法であって、根本治療をめざすものではないと思います。根本治療は、病気の構造（自己組織）を解体し、健全な統合機能に再編成していくことではないかと考えています。

さて、新しい治療法の開発という点では、薬物療法と精神療法ではかなり異なってきます。薬物療法の場合は、新しい薬物が誕生すると、その有効性と副作用の寡多などによって選択（淘汰）されていきます。しかし、精神療法はそれぞれに伝統があり、その治療技法を習熟するのに数年を要するといった事情もあって、相互に比較検討がしにくいという側面があります。というわけで、結果的に、資格制度の導入などによって各療法の〝派閥〟に固執することとなってしまい、自らを批判的に見ることがむつかしくなるのです。一方、他の治療法に所属する会員からの批判には耳をふさいでしまいがちで、新しい治療法がすんなりと受け入れられる余地は少ないと言えます。つまり、各精神療法を極めるには何年も要するとすると、例えば、行動療法を採用している治療者は精神分析に深くかかわっていなければ、精神分析を批判することが難しくなります。ただし、最近の傾向としては、それぞれの治療法の長所を取り入れようとする動きがないわけではありません。精神分析と行動療法の対立を超えて統合的に捉えて治療戦略を組むことがより有益であるとの考えが（「心理療法の統合を求めて」P.L.ワクテル）見られるようになりつつあります。また、最近の神経科学の成果を伝統的な精神療法に組み入れて行こうとする動き（「心の地図」F.M.Levin）も活発になっています。

●根本治療をめざして

私は、皮膚電気刺激制御法という治療法を考案し、30数年にわたり実践しています。また治療論としては非線形理論を援用しております。この治療法は行動療法に位置づけられるものと考えていますが、従来の行動療法の限界を突破すると同時に理論的には全く新しい内容ではないかと思っております。詳しいことは、後ほど詳しく述べるとして、これまでの主たる治療法の限界や問題点について、非線形理論の立場から検討を加えてみたいと思います。

●ストレス障害の発症と「自己組織」

前項で、現在の主な精神療法の問題点をそれぞれ述べてみました。いずれも、私の治療論と基本的に大きく異なっているのは、病気のあり方をどのようにとらえるかという点です。どの療法も、病気の根幹にあるものを「統合機能に拮抗する異質で病的な自己組織」とは見ておりません。「非線形理論」を援用してみると、この異質な「自己組織」は、脳が現実の世界に適応していく過程で、条件によっては必然的に生じるものだと思われます。「非線形理論」そのものの解説は次章に譲るとして、ここでは、なぜそういった「自己組織」が発生するのか、それがストレス障害に発展するのはなぜかという点を少し述べておきたいと思います。

第一章で述べたように、脳はカオス的であり、混沌から秩序を生み出し、再び混とんへと向かい、これを繰り返しながら、より高次な秩序化を達成しようとしています。こうした仕組みは脳の神経回路に本質的に存在し、環境からの情報に対応した新しい活動パターンを作り出す能力を脳に与えているのです（W・J・フリーマン）。つまり、脳がカオス的であるからこそ、様々に変化する環境に適応しながら、みずからの秩序を形成することができるのです。

こうした現象は、物質が非線形非平衡状態においてはごく普通にみられるものであって、環境を取り込むという形で秩序が形成されるのです。それが「自己組織」と呼ばれるものです。これは物質の普遍的な性質であるとされています。人（脳）が現実の世界に適応して生きていくためには、まわりの環境を脳内に取り込み、それを自分がもともと持っている秩序に再編成し、統合化していく必要があります（発達心理学者ピアジェのいう「同化と調節」）。その際、脳の中に、環境を取り込んでいくメカニズムが発生します。これが自己組織化（「引き込み現象」ともいう）です。そのメカニズムによって生まれた「自己組織」は、みずからの脳の秩序に再編成された時点で消滅し、また再び新しく生まれるといったサイクルを繰り返しています。

ところで、こうした自己組織が存続するためには、エネルギーや情報の流入（イン）・流出（アウト）

が必要です。生物も栄養をとりいれて、排泄するわけですから、生物（自己組織系）の生存条件と同じです。

それでは、こうした自己組織系の一般的性質を念頭に置きながら、ストレス障害と自己組織の関係を検討してみたいと思います。

脳が環境に適応するために、外の世界を取り込んでいる（自己組織化）のですが、取り込んだ外界の情報を自己の秩序に再統合する必要があります。しかし、外界は矛盾に満ちており、すんなりと再統合できないことが多いのです。脳は、その矛盾を直ぐには再統合できなくても、つまり矛盾を孕みながら一定水準の活動を維持することができます。この場合、知的な矛盾を抱えていても、そのために自らの存在を直接的に脅かされることにはなりません。むしろ、知的な矛盾は発明・発見にも繋がるものです。しかし、感情の問題は本質的に自己の存在とかかわる内容であることが多く、外界の情報が自己にとって有害か否か、プラスかマイナスかを判断し、存在を脅かす内容であれば早急に対応策を講じなければなりません。その意味で、ストレス状態を意識するのは感情的な問題で矛盾（葛藤）を感じた場合ではないかと思われます。

さて、急激かつ重大なストレスに遭遇した場合、それにどのように対処すべきか判断ができないと混乱状態に陥ります。それは、外界から取り込んだ強烈な矛盾を処理できず、健康な統合機能を混乱に陥れるからです。その結果、自律神経症状（頭痛、動機、発汗、呼吸困難、嘔気、腹痛、下痢など）を伴って、不安、激怒、絶望、ひきこもりなどの症状が現れます。これは少なくとも数日は続くことが多いようです。しかし、急性期にはまだ潜在的な統合化機能が旺盛ですので、睡眠を充分に取り、精神活動を鎮静化させることにより、比較的早く混乱を脱し、健康な状態を取り戻すことができます。

問題は慢性的ストレス状態にある場合です。自己の存在を脅かすような感情問題を含むストレスが慢性的に続いていると、矛盾（葛藤）を解決しようとする脳自身の統合化機能が疲弊してきます。すると統合機能が不安定となったり、低下してくることが予想されます。前述のように、脳の中では、外界を取り込むシステムとしての自己組織が絶えず出現しては崩壊するといったことを繰り返しているわけですが、肝心の統合化機能が不安定ないし低下してくると、矛盾を処理できないばかりか、その矛盾点を核にして、自己組織が統合機能から分離独立することとなります。

こうなると、統合機能から分離した自己組織は周囲からエネルギーや情報を〝えさ〟にして自己増殖するようになります。これは、例えば、連邦制国家の統制が乱れてくると分離独立運動が活発化してくるのと似ています。あるいは、生体秩序の統制が利かなくなると、それまではごく普通に見られていた自己組織化は生体秩序から分離独立し、自己増殖するようになります。つまり、癌の発生とも似ています。普通なら、こうした異変が発生しても防衛機制が働くのですが、慢性的ストレス状態にあって統合機能が不安定ないし脆弱化しているときにはそれもままなりません。

こうして、心の中に統制の利かない自己組織が発生（「自我異質な自己組織」、あるいは「病的自己組織」と呼ぶこととします）すると、脳の統合機能は病的自己組織との闘いを強いられるようになります。すると、心にゆとりがなくなり、心の安定幅（buffer zone）が狭くなってきます。こうなると心の働きは些細なことで変動しやすくなるし、集中力が低下し、疲れやすくなってきます。そのうち、頭痛、めまい、肩こり、動悸、胃腸症状（便秘、下痢、腹痛など）など自律神経症状が強くなり、睡眠や食欲にも影響が出てきます。さらには、統合機能が脆弱化すると、内部の病的自己組織は統合化に拮抗するため、統合機能の方向をポジティブとすると病的自己組織はネガティブに作用するようになり、双方がせめぎあいをするようになります。こうなると心の安定幅が狭くなっているので、ちょっとしたきっかけで抑うつ状態に陥ったり、イライラしたり、異常興奮を示すようになります。いままでであれば、ごく普通に対処できていた日常的な体験を契機に急速な変動を来たすようになります。

例えば、汚れや戸締りが異常に気になり、執拗に洗浄や確認を繰り返すといったことになります。これは、病的自己組織にエネルギーが充満し、統合機能が不安定になったため、溜まったエネルギーを排出していることになるのです。汚れを洗い落とす行為あるいは安全を確保する行為ではありますが、絶対に心配ないから止めるようにといくら説得しても聞き入れませんし、本人も不合理な行為と解りながら止められないのです。つまり、溜まったエネルギーを排出し、統合機能が一定程度機能するようになるまで「やらされる」ことになります。洗浄や確認をすると病的構造に溜まったエネルギーが排出されるので、そのときは一時的に楽になりますが、また病的自己組織にエネルギーを巻き込むので直ぐ溜まってきます。すると、洗浄や確認を繰り返さなければならなくなるし、やればやるほど程度がひどくなっていきます―つまり、悪循環に落ちていくわけです。

一方、高所や閉所で恐怖を来たす恐怖症の場合は、そうした場所を回避するようになります。しかし、そのため生活に支障がでるようになると、回避していることを常に意識させられるため不安のエネルギーが溜まりやすくなり、パニックを起こすようになります。

また、内部の病的な自己組織の増殖を抑制（封印）することによって、かろうじて自らの統合機能を維持している場合には、不安・恐怖を触発するようなことをすると、急に興奮して暴れたり、衝動的に自己破壊的行動に走ったり、絶望的になったりします。この現象は、覚せい剤や麻薬中毒の場合に見られるフラッシュバック（「履歴現象」：F・クラマー）と同じ現象と思われます。

いずれにしても、ストレス状態から病的段階に入ると、内部の自己組織は統合機能から乖離して自己増殖するようになり、生体はその増殖拡大を阻止すべく闘いを強いられることになるのです。このありさまがストレス障害の「症状」でもあるのです。

なぜＥＲＰ（暴露反応阻止法）が有効なのか

ここまでの話で、ストレス障害の発生が、条件付けによるものとか、誤った学習の結果であるとか、不安や恐怖、葛藤が抑圧されて封じ込められたものといった理解からは、強迫症や恐怖症などの患者さんに見られる、あの〝圧倒的なパワーの出どころ〟を理解できないのではないかと思います。

現代の神経科学や情報科学、生物物理学などの知見を参照しつつ、脳の統合機能と適応機制のプロセスを考え合わせると、「自己組織化」のしくみにたどり着きます。脳は環境に適応するため、環境との接点においてそれを取り込むシステムとして発生する「自己組織」を積極的に活用していると見ることができます。この自己組織化は本来は環境にうまく適応するためのシステムなのですが、慢性的ストレスにより脳の統合機能が疲弊してくるとこの自己組織が統合機能から解離し、勝手な振る舞いをし始めます。しかも、癌のように自己増殖し、健全な統合機能を破壊するため、健全な脳はこの病的自己組織と絶えざる闘いを強いられることとなります。したがって、治療は病的な自己組織をいかに解体していくかということになります。

前述したように、自己組織が存立するには、エネルギーや情報の流入・流出が必要です。そのどちらを止めても自己組織は崩壊します。まず、情報の流入を止めることができるかどうかみてみましょう。ストレス障害は脳の統合過程で発生している可能性が強いのですが、統合過程というのはまさにあらゆる情報を集約する領域であり、情報の流入を阻止することは容易ではありません。たとえば森田療法では、「精神交互作用」によって「こだわり」が強化されるので、気にしないように、あるがままに、生の欲望に従って生きることを勧めるのですが、こだわりは引力に吸い込まれる（「引き込み現象」）ようにマイナスの意味・感情とくっ付きやすいので、嫌なことや怖いことを考えないようにしようと思ってもなかなかできないのです。考えないようにしようとすることは、心の中では嫌なことや怖いことを避けようとする意識が働いているのです。多くの恐怖症では、不安・恐怖対象を目の前にして「大丈夫」という風に心の中で切り替えることができないので、現実の不安・恐怖対象から逃げる（回避）という手段をとらざるを得ないのです。そのため生活範囲はどんどん狭められ、それにつれて余計に不安・恐怖対象を意識させられるのです。不安・恐怖を回避できない場合は溜まった不安のエネルギーを排出（強迫行為）するという手段をとるのです。不潔な対象を見たり、触ったりすると心の中に不安のエネルギーが溜まり、心が爆発しそうになるので、溜まったエネルギーが引いてしまうまで手洗いを続けざるを得ないのです。確認も同様です。数時間に亘って手洗いや確認を繰り返す患者さんもめずらしくはありません。洗浄や確認をすればそのときは一時的に楽にはなりますが、自己組織は周囲から不安やエネルギーを再び取り込むので、また、洗浄や確認を繰り返さなければならないのです。

そこで、入力の流れを止めるのが難しいとなれば、出力の方を止めるしかありません。エネルギーを溜め込めるだけ溜め込んで、外に出さないようにするのです。すると、自己組織は自己崩壊していくのです。これが行動療法（ＥＲＰ）の治療の原理と思われます。

行動療法には発展の歴史があり、いくつかの技法が提起されてきましたが、その内、曝露反応阻止法（ＥＲＰ）が最も有効であり、多用されているので、行動療法といえば暴露反応阻止法（ＥＲＰ）を指すこととします。

ＥＲＰでは、患者さんを不安・恐怖の対象に晒させつつ病的構造に不安・恐怖のエネルギーを積極的に溜め込むのです。そして、苦しいけれどもじっと耐えるわけですから、溜まった不安のエネルギーは排出されなくなります。生き物でいえば、食事を与えて排泄をさせないようなものです。これにより、「病的自己組織」はその働きを止められてしまい、急速に病気の勢力が衰えるわけです。上陸した台風の勢いが、山脈に行く手を遮られて弱まるのと同じです。

しかし、病的な自己組織は、慢性化しているほど複雑かつ頑固になっているので直ぐには崩壊しません。毎日1時間程度繰り返すと数ヶ月単位で、階段状に病気の勢力は弱体化していきます。これは脳の心理構造が階層性を有していることや防衛機制との関係で説明できるのですが、専門的な内容になるため、詳しいことはここでは割愛します。比喩的にいえば、大阪城の城攻めのごとく、外堀・内堀・天守閣という二重・三重の構造になっていて、ストレートには突破できないと説明するとわかりやすいかもしれません。

病的構造が弱体化してくると日常生活に支障ない程度に症状は薄れてきます。症状が軽くなるとつい安心して治療を休みがちですが、すると縮小していた病的自己組織が再び勢力を持ち直してくるので、その結果症状は再燃することになります。

ですから、症状が消えたように見えても不安・恐怖の対象を探し出してでも治療するようにします。というのも、原理的には癌と同じく自己組織系ですから、癌細胞の取りこぼしがあると再発するのと同じです。病気の勢力が小さくなっても、自己増殖する存在であることを忘れてはなりません。

ERP+TESを使って

このように有効性の高いERP（暴露反応阻止法）ですが、それでもやはりいくつかの問題点があります。不安・恐怖と対峙させると、不安のエネルギーが病的な自己組織の方にどんどんひきこまれ、活性化すると、健全な統合機能の方は病的自己組織の勢力にまきこまれそうになりますから、患者さんはまさにパニック寸前となり、治療を継続することが困難となることもしばしばです。「もう、怖い治療は嫌です」というようになり、結果的に挫折してしまいます。

そこで、家族や友人が付きっ切りでサポートする必要があるとされています。しかし、長期間に亘ってサポートするのは負担が大きいですし、たとえサポートできたとしても苦しいことには変わりなく、治療を拒否するようになってきます。さらに、ERPでは、観念的な問題は単に耐えるということではうまく処理できないことがあります。

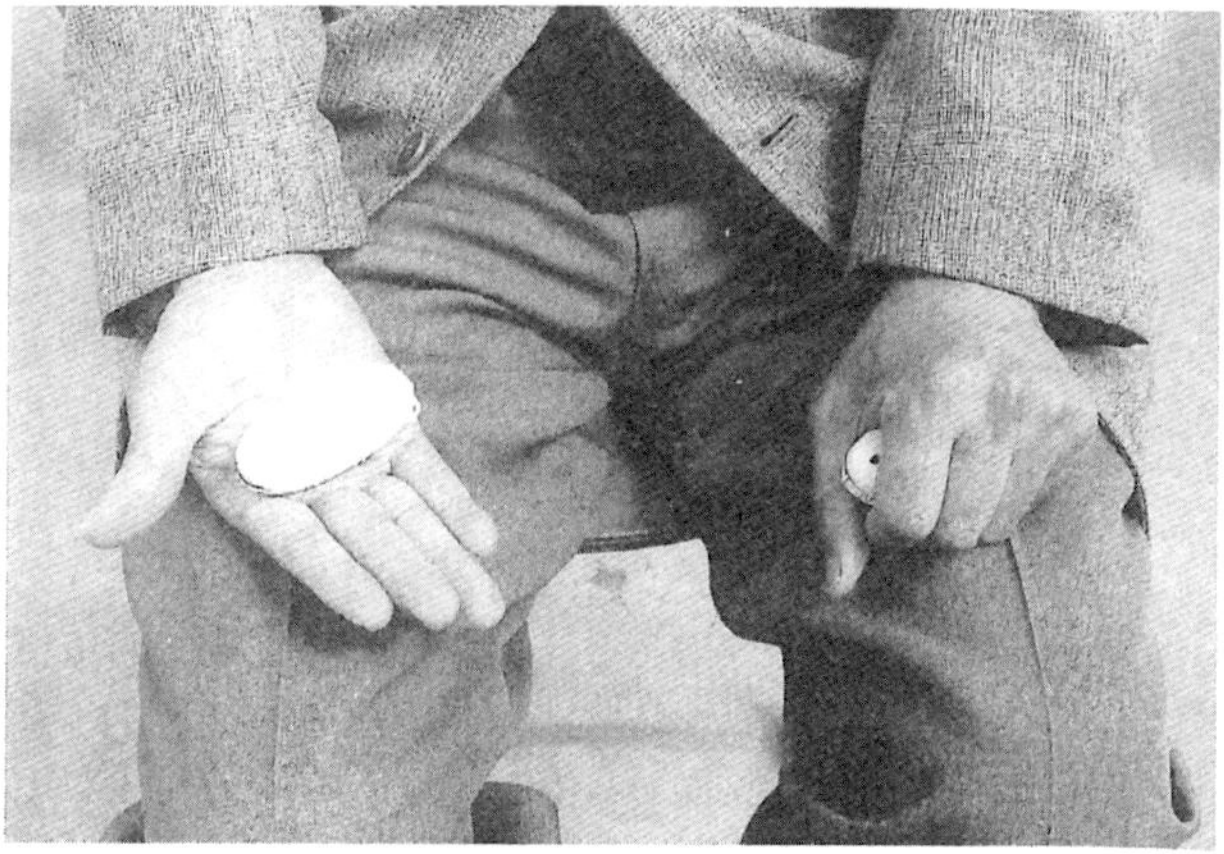

パルスエッグ

そこで、私の治療法では、40～60ヘルツの皮膚電気刺激（TES）を用いつつERPをおこなうのです。手のひらの真ん中（手を握ると中指の先端がつくあたり）には「労宮」と呼ばれるツボがあります。このツボは、鍼灸治療では精神機能を司り、慢性疲労に効くとされています。TESでこの労宮に40～60ヘルツの皮膚電気刺激（TES）を加えつつ、ERPを行うのです。すると、この刺激が脳の統合機能を促進（バインディング：binding効果）するため、病的な自己組織の勢力に巻き込まれることなく、病気との闘いに勝利することができます。やがて心の中の抵抗勢力が弱くなり、心も身体も軽くなったように感じられます。もちろん、上述したように、直ぐに病的構造が消滅するわけではないので、くりかえし、治療を継続します。

こうしてTESを併用することによって、ERPの弱点を克服することができます。多くの場合、治療は在宅で行う事ができます。治療者と患者さんとの共同作業により、内面を掘り起こし、未処理の課題あるいは抵抗を示す課題をも掘り起こし、心全体を再統合するようにします。内面を掘り起こしたときに激しい精神運動興奮を示すことがありますが、TESにより統合機能を活性化しているためか、患者さんが混乱に陥ることはほとんどありません。封印された心のおもりとなっている過去の嫌な体験を現在の新しい心で再構成するよう自らの努力を促します。その際、治療者の適切なサポートも必要ですが、患者さんが自らの力で困難な課題を乗り越えていけるように見守ってあげることが大切ではないかと思います。

なお、電気刺激装置ですが、40～60 Hz程度の刺激が得られるものであれば使用できます。最近、株式会社ホーマーイオン研究所（東京）から「パルスエッグ（Pulse egg）」が発売されています。ワイヤレスで、卵サイズであり、手の中に握りこむことができ、人前でも治療ができるので便利です（写真）。

実際に治療をはじめてみると……

これまで述べてきたように、ストレス障害も急性期ならば、薬物によって沈静化させることもできますし、感情を吐露させてストレスが溜まらないような対策を採れば、とりあえずは安定化します。しかし、漫然と経過を観ていると徐々に悪循環に陥り、慢性化の道をたどることにもなるので注意が必要です。むしろ、慢性化する可能性を念頭において発症時より積極的な治療をし、早く健康を取り戻すようにすべきではないかと思います。これは、癌の治療にも通ずるもので、早期治療が重要です。

ここでは慢性のストレス障害となり、薬物療法ではあまり効果の上がらないような事例について、治療の実際を述べてみたいと思います。

第2章でさまざまなストレス性障害の事例を提示しましたが、個々の事例を詳しく検討していますと、何らかのストレスが慢性的に続いていたり、過去にいじめや事件・事故に巻き込まれた体験を持っている人が多いように思います。

したがって、現在の症状はもちろん把握する必要がありますが、何か発症の直接的な誘因があるかどうか、なくても過去にトラウマがあるかどうかを知ることが重要になってきます。なぜなら、治療を開始してみるとそれらの影響が出てくるからです。また、治療計画を立てるには、病態の複雑さや治療困難性についてある程度予想しておく必要があります。発症して2～3ヵ月以内ならば、1ヵ月ほどで症状はとりあえず消えることが多いと思われますが、1年以上経過していると病気の構造が複雑化していることが多く、数ヶ月以上の期間が必要となることが多いように思います。多くの場合、治療開始して3ヵ月ほどで一段楽になり、さらに2～3ヵ月すると症状にとらわれないで日常生活ができるようになります。

初診時に病歴と現在の状態を聴き、皮膚電気刺激に対する反応性を診た上で、治療の見通しを説明できれば、患者さんの協力が得やすいし、早く治りたいというあせりの気持ちを抑えて頑張ってくれると思います。治る病気か否かという点については、この病気は「治せる病気」ですが、中には難治性のものもあるので、きちんと治療する必要があると伝えておきます。ただし、初めにあまり暗い見通しを語ると治療意欲を維持しにくくなるので、一定程度改善の兆しが見えてから、長期予想を立てた方が良いと思います。そして、何よりもストレス障害の病態形成および治療の原理について詳しく説明し、それなりの理解を得るようにしておきます。その方が意欲的に治療できるからです。

初回診察には1〜1・5時間程度はかけます。通院の回数は初めの1ヶ月は1週間ごとに、その後はほぼ2週間に1回とし、経過がよければ1ヶ月に1回でも可能です。

在宅での治療は、一回15〜20分程度で、1日2〜3回で充分です。もちろん、不安・恐怖の強い場合は1日合計1〜2時間でもよしとしておきます。

さて、ERPの意味付けについてはすでに述べましたが、初めは不安・恐怖に耐える力が十分でないので、いきなりパニックを起こすような強烈な治療は控えるようにします。系統的脱感作法のように順次馴らしていくわけではありませんが、初めは、イメージで不安・恐怖が出るようであれば、1〜2週間ウォーミングアップのつもりで訓練してその後はできるだけ直接不安・恐怖対象と向き合うように指導します。そのほうが、不安に耐えることだけに集中できるからです。イメージの中で不安対象と向き合う場合は、頭の中へその対象をおびき出すエネルギーが必要なうえ、噴出してきた不安とも対決しなければならないため、力が分散されてしまい、治療しにくくなるのです。

強迫行為や恐怖を示す患者さんで、症状に対して自ら不合理感を持っている場合は、実際の場面で不安・恐怖と向き合わせ、ＴＥＳを当てたままじっと耐えるようにさせます。心の中に不安が充満する状態でじっと耐えるようにするのです。その際、「心配ない、大丈夫！」とか「直ぐ楽になるから！」といった不安を回避するような意味づけをしないで、むしろ、「汚れたらどうしよう」とか「パニックになったらどうしよう」などと不安を駆り立てて、病的構造に不安のエネルギーを溜め込ませるようにします。そのうち病的構造が衰退してくると、それまで心配していたことがおのずとバカらしくなってきます。

ところが、不安の内容が現実的なものであり、かつ解決のめどが立っていない場合は、ＴＥＳを当てて耐えているだけでは改善の方向にはなかなか動かないことがあります。ＴＥＳを当てながら、統合機能を活性化させ、心の軸をポジティブにしておいて、本人自身がどのように解決すべきか多面的かつ高所から考えて下さいと伝えるようにしています。心の向きがマイナス方向にあるときは、未解決の問題に立ち向かってもマイナス感情に支配される可能性があるからです。例えば、離婚問題や職場での人間関係で悩み苦しんでいるような場合です。離婚をすべきか留まるべきか、こどもの養育費は？　親権はどちらが？　生活費は？　といった問題を解決するには関係者との話し合いや専門家の意見を聞く必要もあるし、そして、最終的には自分が決断しなければなりません。こうした悩みがあって「不安状態」に陥ったとするなら、まず、心の状態をプラスの方向に向けておかないと悪い方にどんどん転げ落ちていくことにもなりかねません。

難治例の中には、治療の努力を放棄したり、拒否したりする患者さんもかなりあります。そうした例では、過去のトラウマが強いため、心にゆとりがなく、感情のコントロールが充分できなくなっています。こういった患者さんは、暴れたり、暴力を振ったりといった不適応行動に走りやすく、また自傷行為や自殺未遂、拒食や過食・嘔吐を繰り返すことがあります。そのため、治療のレールに乗せるまでが一苦労です。TESを当てながら、過去のトラウマを解きほぐそうとしても、激しい不安が噴出することが予想される場合は、本人は治療に対して拒否的になることがあります。

そこで、拒食や過食、不潔恐怖などの対象がはっきりしているものから開始します。一定程度治療が進展し、病的構造の勢力範囲が狭くなってきたところで、封印されて心の中に潜んでいるトラウマを掘り起こすようにします。ときには激しく泣き叫ぶこともありますが、その後急速に楽になり、治療継続を強く希望するようになってきます。

最後に、治療成績と予後について述べてみたいと思います。

文献から治療成績をみると、薬物療法では3ヵ月程度で判定していることが多いようです。精神療法では、3～4ヶ月で一定程度改善してもその後順調に回復するとは限らず、半年程度の経過を観ないと効果を判定しにくいのではないかと思います。寛解に達するまできちんと治療しておかないと再燃する恐れがあるのは、病態が自己組織化しているとみるからであり、心の癌にも例えられるからです。

治療成績は報告者によって条件が異なるので比較しにくいのですが、薬物療法では寛解に達するのは10～20%、全体の有効率は30～40%ではないかと思われます。精神療法では、認知行動療法の評価が高いですが、技法的には行動療法を取り入れ、認知療法と統合することにより適応範囲の拡大と若干の改善率のアップが見込まれ、有効率は50%前後ではないかと思われます。全体的にみれば、認知(行動)

療法は薬物療法と同等ないし若干優れているように思われます。皮膚電気刺激制御法は、これまでの行動療法よりもさらに適応範囲も拡大され改善率も高く、さらに、本人はもとより家族、治療者にとっても治療負担がはるかに少ない等多くの利点を有しております。皮膚電気刺激制御法は、ＥＲＰとＴＥＳを組み合わせたものであり、現在の認知（行動）療法の弱点をある程度克服できたものと考えております。ただ、まれに下肢がだるくなることがあります。そのときは、１か月ほど休止すると回復します。

さて、治療の終結をどうするかということですが、私は臨床症状が消褪すれば、数ヶ月をかけて慎重に薬物を漸減し、最終的には薬物を中止します。ＴＥＳは日々のストレスを解消するとともに再発防止の意味からも適宜（すくなくとも週２～３回、１回15分程度）行うよう指導しています。

「ストレスにまきこまれた人々」のその後

これまで、各種精神療法の問題点あるいは限界等について述べ、さらに、私の治療法の考え方や治療法を具体的に述べてきました。それではこの治療法を実施した結果、第二章で登場した患者さんたちはその後どうなったのでしょうか。疾患名が多彩で、しかも、重症度や発症後経過年数、治療期間なども一定しておりませんが、現在のところ13例中、7名（B.D.F.G.I.J.K.）がほぼ寛解に達し、元気に働いています。4名（C.H.L.M.）は軽快し日常生活にほとんど支障がないようですが、疲れたり、生活上のトラブルによりと時々不安定になるようです。2名(A.E)はまだ症状がかなり残っており、単身生活はどうにかできているものの、病気の支配から解放されているわけではありません。

ここで、事例を2〜3ピックアップして、さらに詳しく見てみたいと思います。

●解離性障害のIさん

Iさんの場合（解離性障害）、小〜中学頃に「いじめ」に遭い、そのストレスが続くうちに抑うつ的となり、さらに、心のゆとりがなくなっていくにつれ、些細なことでパニックを起こしたり、自傷行為や自殺未遂を断続的に繰り返していました。さらに、高校卒の頃からは逸脱行動ないし反社会的行動が多く、家族の注意も聞かなくなっています。20歳の頃より、異性交遊、妊娠、流産、彼との離別などを経て、解離性遁走、健忘、多重人格などの症状が出現しています。家族も放置できなくなって何度か某精神科病院に入退院を繰り返した後、私どもの病院に入院して治療を受けることとなりました。入院の診察時、医師の問いかけを無視するように携帯電話をいじっていました。そのうち、急に興奮して医師の持っている書類を叩きつけるような行動が見られました。母によると、年頃の男性（H男）に人格変換されると男の声で騒ぎ出したり暴力的になり、幼女（Y子）に人格変換されると甘えた声に変わるということです。入院後、手のひらにTESを当てながら、いやなこと、いじめられたことなどを想起させて、じっと耐えるよう指示しました。初めの1週間はムカムカして気分が悪いと言ったり、H男やY子に変換されて、暴れだしたり、駄々をこねたりということがありましたが、2週間後には不快なことを思い出させても嘔気や不安は出なくなりました。H男やY子に変換するよう誘導すると、H男やY子の気持ちにはなるけれども「不安を伴うことはない」といいます。3ヵ月後には、「どうしてあんな風に（人格変換）なるのか不思議です」といい、人格変換する自分を客観的にみられるようになりました。やがて、母からも「健康な状態に戻ったような」という言葉が聞かれはじめ、人格変換を誘発しようとしても起こらなくなりました。自己破壊的な衝動行動もなくなり、3ヵ月半で退院できました。退院3ヵ月で就職もでき、中学時代にいじめられた友達ともわだかまりなく一緒に食事ができるようになり、家族とも旅行を楽しんでいるとのことです。

【考察】F・W・パトナム（「解離」1997）は非線形理論をも援用しながら、多重人格障害は離散的行動状態の極端な事例であるとし、これをコントロールする「メタ認知的統合機能」を重視するとしています（詳細は割愛）が、しかし、治療となると「極めて困難であり、ときとして治療が失敗し、治療者が社会の非難に曝されることがある」としています。そして、「交代人格状態は充分に結晶化しており、放置して自然に戻ることなど非常に起こりにくい」とも述べています。さらに、認知（行動）療法が評価されているといわれていますが、パトナムはこれには批判的です。このように、解離性人格障害の治療は容易ではないというのが精神医療の現実ではないかと思われます。

この度の事例では、私の治療法で2～3ヵ月で解離状態はうすれ、その後安定化に向けて統合機能を強化すれば半年ほどで社会生活に戻っています。私は、その後、数例の解離性障害の治療を経験しておりますが、難治例も多く、寛解に至るまでに数年を要する事例や治療拒否を示す事例もあります。

●ＰＴＳＤのＪさん

Ｊさんの場合（ＰＴＳＤ）は、建設現場で事故に遭い、本人は軽いケガで済んだものの、同僚が即死し、事故後は混乱状態になっています。その後、毎日、同僚の家へ行き、線香をあげていましたが、遺族の悲しみが身に沁み、生き残ったことに対する罪悪感もあって、いたたまれなくなったとのことです。不眠や食欲不振がひどく、夜になると事故現場のことが思い出されてきて苦しく、頭痛や下痢もあって職場復帰も困難とのことでした。

受診は事故後丁度1ヶ月目でしたが、どんどんと悪化傾向にありました。

初診時は、沈んだ表情で、ほとんど喋らず、事故のことを思い出すよう促しましたが「想い出せない」といいます。自宅で、TESを当てながら、不安・恐怖の場面を思い出し、それに耐えるよう指導しました。すると、1週間目には「大分楽になってきました」と言い、睡眠も4時間ほどしか取れなかったのに8時間も取れるし、食欲もあり、下痢も止まってきました。週1回焼香に出かけていますが、出かけに15分ほど電気刺激しておくと不安は出なくなっています。まだ、疲れやすいものの、新聞やTVを見ることができるようになってきました。2週間目には、「もう、楽になりました。普通と変わりないです」といい、「焼香に行ったけど、どうもないし、事故現場を想い出しても不安は出ません」と言っています。4週間目には「事故現場を想い出しても平気です」「いやなことがあっても逃げ出すことはありません。逆に向かっていく気持ちです」といい、「全く健康なときと変わりません」ということで治療を終結することとしました。

【考察】本事例は、慢性的なストレスもなく、しかも、発症後1ヵ月ということで早期治療ができたためか、皮膚電気刺激制御法により容易に統合化できたようです。トラウマを経験する前に職場や家庭での慢性的ストレスを抱えているときには、統合する力が脆弱化しているため、トラウマを契機に症状が遷延ないし悪循環に陥る可能性があります。私たちはみんな、何らかのストレスを抱えながら生活しているので、重大な心的外傷を受けるとPTSDになりやすいものと思われます。しかし、いずれにしても慢性化すれば治しにくくなりますので、早めに「皮膚電気医劇制御法：ＥＲＰ＋ＴＥＳ」で統合機能を活性化させつつトラウマが病的な自己組織化に至るのを阻止すれば、容易に回復するものと思われます。

うつ病について一言

最近、ストレス社会を反映してか自殺者が増加し、しかも、その内うつ病によるものがその大半を占めるといわれています。しかし、それはストレスによるうつ病（いわゆる神経症性うつ病）が増えたのか内因性うつ病が増えたのかどちらでしょう。また、ストレス性のうつ病と従来から言われています内因性うつ病はどこがどうちがうのでしょうか、治療は違ってくるのでしょうか。

内因性うつ病は、季節性発症（春先、秋口）が多く、症状は典型的にはサイン曲線を描き、数ヵ月後には正常に復するとされています。一方、ストレス性うつ病は、環境要因に敏感に反応し、はっきりした病相を示さず、かつ、病相数が多く、しばしば悪循環に陥り、薬物療法だけでは十分な効果は得られません。（図1）

このストレス性のうつ病、つまり「軽躁病をともなう反復性うつ病」が、1994年に米国精神医学会の疾病分類DSM—Ⅳに「双極Ⅱ型障害」として、従来の内因性躁うつ病（双極Ⅰ型）と区別して採用されたのです。この双極Ⅱ型障害がどのような性質の病気なのか、いまだに議論が続いています。

従来の双極Ⅰ型と比べて軽症であるのに、多くの併存症（不安障害、強迫性障害、境界性人格障害等）

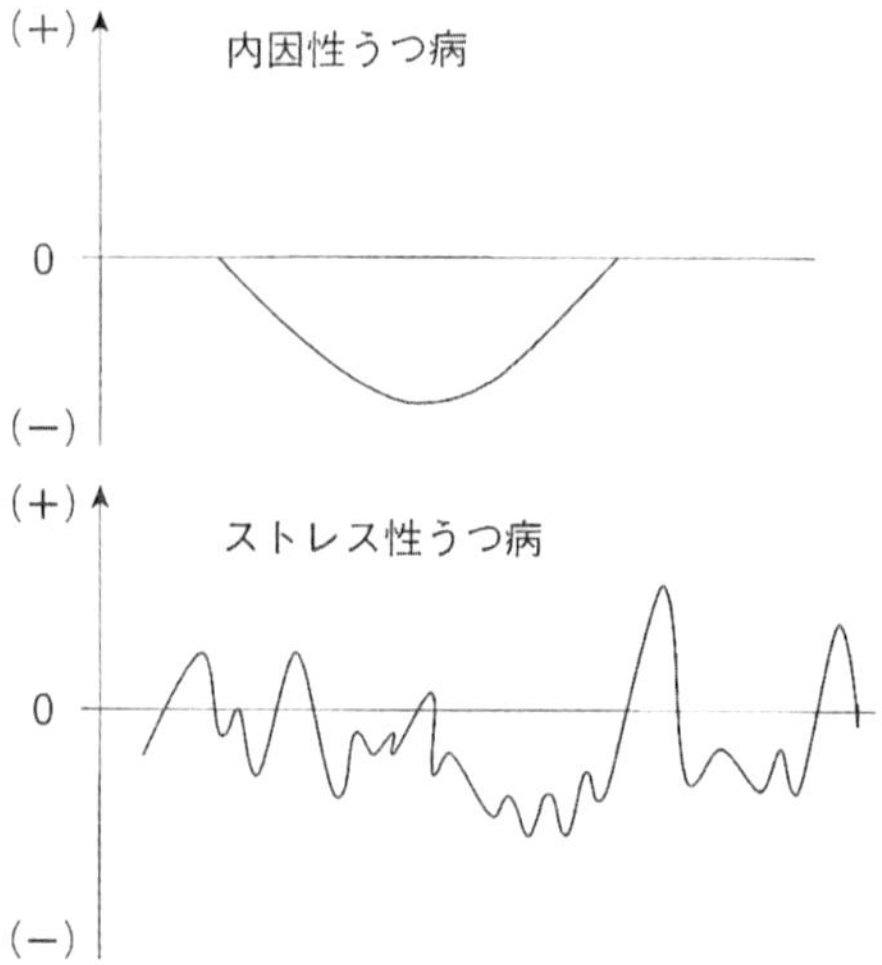

図１　内因性うつ病では３～４ケ月の大きなサイン曲線のような病相を示し、ストレス性うつ病では不規則かつ軽症のうつ症状が慢性的に持続する。

を有し、慢性化し、しかも薬物に反応しにくいという厄介者です。そのため、一般の臨床医には敬遠されがちなのです。双極II型障害の提唱者であるアキスカルは、背景には不安定な循環気質があるとも言っていますが、そもそもは、神経症性のうつ病や人格障害をひっくるめたものでした。したがって、ストレス性障害の病理が明確化されていないため、躁うつの症状を示す病態を同じカテゴリーにまとめてしまったために、混乱を来したのではないかと思われます。また、内因性うつ病では、絶望して自殺を試みることが多いのですが、ストレス性うつ状態では自殺する事例もありますが、しばしば見られる自傷行為（リストカット）は、内面の不安定な葛藤状況を解消するため、つまり、痛みの感覚により統合機能を賦活し自分を取り戻すため、衝動的にリストカットを試みられることが多いようです。

総じていえば、内因性うつ病（双極Ⅰ型障害）では生命感情が大きく変化します。一方、ストレス性うつ病（双極Ⅱ型障害）では、潜在的統合化機能はなお保たれているけれども、病的な自己組織の発生により統合化に拮抗する力が働くため、心の安定幅が狭くなり、感情が変動しやすくなっています。したがって、些細な要因（ストレス）で心が乱高下しますが、うつ状態になっても大きく沈むことはなく、表情をみても不機嫌であったり、イライラしたり、怒りの感情を示すなど突き上げてくるエネルギーを感じることが多いと思います。躁状態に変化しても、軽躁状態に留まるのではないかと思われます。

治療については、内因性うつ病では抗うつ剤（SSRI,SNRI など）や気分安定化剤あるいは抗躁剤で効果が期待できますが、ストレス性うつ状態ではうつ病としての症状はむしろ軽いにもかかわらず、薬物の効果は充分ではありません。それは、上述したように内部に病的な自己組織を抱えたことによる二次的な作用によるものではないかと思っております。

統合化の力が存在していると見なしえる場合は、行動療法とりわけ皮膚電気刺激制御法が有効な治療手段になり得るものと思っております。

上述しましたように、双極Ⅰ型障害と双極Ⅱ型障害とは、こうした根本的な違いがあるにもかかわらず、国際疾病分類では両者をともに気分障害ないし感情障害の中に包摂されてしまったので、両者の区別が曖昧となっています。多忙な臨床の場では、心理構造の差異を深く追求することなく、漫然と薬物療法を長期に亘り続けることになりかねません。

第四章　非線形理論と脳のしくみ

●脳はブラックボックスか？

いま、書店へいけば「脳」をキーワードとする書物がひしめいています。現在は、「脳の時代」を反映してか、空前の脳ブームであり、精神医学が対象としてきた領域が、まさに先端科学の対象となってきたのです。

それでは、脳のしくみはどうなっているのでしょうか。解剖学的な解析は光学顕微鏡から電子顕微鏡の段階に入りました。死後の脳であれば神経細胞の細かな内容まで観察することができますし、また、最近の画像解析は、生活している脳の働きの具合をも映像化できるようになっています。さらに生化学的にも細胞内外の伝達物質とその働きについて、まだまだ未知の部分が多いのですが、それでも基本的なことはかなり解明されつつあります。こうしてみると、脳の働きは大体のところ分かっているのではないかと考えがちです。しかし、実際はそうではありません。むしろ解析が進むにつれ、脳がいかに複雑怪奇であるかが明らかになってきたのではないでしょうか。

最近の医学・生物学は一世紀前のフロイドの時代とは比較にならないほど飛躍的に進展していますが、フロイドの精神分析が現在もなお精神医学・医療の重要な位置を占めているのはなぜなのでしょう。もちろん、最近の精神療法の流れは、各精神療法の統合化を目指しており、精神分析と行動療法、あるいは精神分析と神経科学の結合を積極的に進める研究が紹介されています。しかし、現代科学の成果は現実の臨床精神医学に充分には活かしきれていないように思われます。〝心の問題〟と深くかかわる部分―脳がどのように情報を処理し、意思決定をし、実行しているのかといったことになると、いまだほとんど解っていないといわざるを得ません。

脳の認知機能のしくみがわからないため、人間行動の一般法則を科学的に見出そうとする行動科学の分野では、外界からの刺激に対してどのような反応が起こるのか、刺激―反応（S―R）の関係を、統計や確率の手法を用いて解析してきました。つまり、脳という巨大で複雑きわまりない内部の過程をとりあえずカッコに包んで（ブラックボックス：暗箱）いたのです。

フロイド以降１００年間の成果は膨大なものがあるにもかかわらず、それがまだ精神医療の臨床には結びつかず、カッコの中へ閉められたままになっているわけです。

行動科学による解析結果は、科学的事実（エビデンス）として、現実認識の判断材料とされてきたのです。すなわち、刺激―反応の関係を統計や確率的手法を用いて解析してきたのです。たとえば、ある体験による不安がどの程度なのかという場合に、不安を示す人生のさまざまな体験を数量化し、また、その反応の程度を「強い、やや強い、普通、やや弱い、弱い」、などと区分してデータ化することによって、客観化しようとしたのです。しかし、よく考えるとおかしいと思われるでしょう。自分の病気、家族の死、受験、失恋、……どれも確かに不安材料ではありますが、それぞれ不安の質が同じでないため、比較することなどできないと思うのです。対象が均質なものであって、原因と結果が比例関係（「線形理論」）にあるような事象には当てはまるかも知れません。しかし、質の異なる対象を均質なものと仮定して数量化することにはそもそも無理があります。

●木だけでなく森を見る

これまでの科学は、対象を細分化し、ミクロの世界をきわめることによって、その本質を理解しようとしてきました。その結果、脳における神経細胞内外の情報伝達や代謝の機構、そして遺伝子解析に至るまで、ミクロの世界における知見は増大しつつあります。しかし、それでもなお脳のマクロの活動を説明するには限界があります。ミクロの世界が解明されるとマクロの世界がおのずから解明されると考えがちですが、脳の機能は、神経細胞の個々の働きからは推測できないのです。ほかの臓器、例えば肝臓の機能は、肝臓の一部の細胞を取り出して詳しく調べる（生検）ことによって肝臓全体の働きをかなりの程度推測することができます。ところが脳の場合は、個々の神経細胞を詳しく調べても脳の全体の機能は直ぐには推測できません。それは脳の機能が神経細胞の相互作用の結果として現れるからです。

ＰＤＰモデルを提唱している、アメリカの認知心理学者・ラメルハートも指摘しているように、ダイヤモンドも木炭もともに炭素原子からできていますが、単に炭素原子を詳しく調べてもダイモンドの性質は出てきません。炭素原子相互の結合の仕方によるのです。

つまり、ミクロの世界における変化を追求すればマクロがすべてわかるというのは、いわば「木を見て森を見ず」に近い考えだと思います。

脳に関して言えば、重要なのは神経細胞が複雑な組み合わせの中で情報をどのように処理しているかということです。つまりシステムの在り方が重要になってくるのです。

もちろん、個々の神経細胞の働きや伝達物質、ホルモン、蛋白質、脂質、遺伝子などの解析も重要です。しかし、こうしたレベルでの知見からマクロとしての脳の機能が推測できないにもかかわらず、安易に推測してしまう危険性があるように思います。

さらには、脳の細胞レベルで考えても、十分には解明できていないことが多いのです。例えば「薬物療法」の項でも登場した、感情を司る伝達物質としてセロトニンが注目され、とりわけ、副作用の少ないとされるセロトニン再取り込み阻害剤（ＳＳＲＩ）はうつ病をはじめ強迫性障害やストレス関連疾患にも多用されていますが、セロトニン系の細胞の伝達物質を増やすことが何を意味するか充分には解明できていないと思います。細胞間隙にセロトニンが多くなるようにと思っても、細胞間隙のセロトニンが増えると今度は逆に分泌が抑制されますし、情報を受ける側の細胞の感受性（受容器）も変わって、セロトニンが増えると感受性が低下し、セロトニンが減少すると感受性は亢進します。単に、細胞間隙にセロトニンを増やす目的でＳＳＲＩ投与しても、その投与量に比例して（線形）症状が改善されるとはかぎりません。また、セロトニンが枯渇しているからうつ状態になるとして、セロトニンを増やす方策を採るのですが、セロトニンが不足しているならば、セロトニンを増やす薬を投与すれば直ちに改善しそうに思いますが、そうではありません。たとえば、低血糖状態の患者さんにブドウ糖を注射すればただちに回復しますが、うつ病ではセロトニンを増やしても1～2週間を要するのはなぜでしょう。つまり、伝達物質としてのセロトニンを増加させるべくＳＳＲＩの薬物を投与することが、神経細胞内外の情報伝達の質と量をどのように変化させ、それがマクロとしての脳全体の機能にどのような変化を与えるのか説明できていないのです。

また、1個の神経細胞は数千から数万の突起（樹状突起）を有し、周囲の神経細胞から情報を受けているのですが、周囲からの多種多様な情報をどのように解析し出力情報としているのか不明です（非線形）。さらに、大脳皮質の細胞は数千の細胞がパッケージ（円柱）をなして並んでおりますが、各パッケージの細胞構築は5層になっています。そして、情報の入力細胞群と出力細胞群の間には3層の細胞群がネットワークを構成しています。こうした構造において情報が繰り返し学習され、パターン化されるようですが、その方式も充分には解明されておりません（これも非線形）。しかも、脳は、こうした細胞群が多様な機能集団を形成し、それらを統合化しているのですが、その仕組みもまだ充分には判っておりません。さらに、前頭葉では並列分散処理された情報を統合化しているものと考えられますが、そのしくみも十分には解明できていません。こうしてみると、脳のミクロの研究は「かなり」進んではいますが、認知から意思決定に至るまでの情報処理のメカニズムが解明されていないため、ミクロの世界での知見が臨床医学・医療に必ずしも有効に結びついていないのです。

●「非線形的」な見方とは？

現実世界の個々の事象は、多面的な関係性によって規定されており、ある因子のみの増減あるいは強弱によって比例的に変動することはほとんどありません。例えば、熱が出たときのことを考えてみてください。体温上昇の原因は、何か一つの要因によるのではなく、細菌感染、ウイルス感染、毒物、骨折、やけど、放射線被爆、ストレス、などさまざまな要因で上昇しますし、上昇の程度や速さもさまざまです。また、生体の免疫やその他の防御機構の強弱によっても左右されます。ウイルス感染であっても、発熱のほとんど無い場合もありますし、高熱を伴うこともあります。つまり、感染症であってもその重症度と発熱の程度が比例するわけではありません。

話変わって、株価の変動についてはどうでしょうか。株価は直線的に変動しないし、そのことは周知のことでしょう。株価は、その企業の業績を反映するものではありますが、競争相手が出てくると下がるし、経済政策が変わるとその影響を受けるし、消費者のニーズが変わっても、生産材料費や人件費の増減によっても強い影響を受けます。株価が時間経過に比例して上昇しているとしても、急に暴落することがあり、株で損をする人は多いと思います。比例関係にないから（非線形）先が読めないのです。自由に変動する（変数の多い）事象の組み合わさったものの動態はあまりにも複雑であるため予測できないのです。どんな規模の台風がいつ、どこに来るのかの長期予測はできておりません。地震予知も然りです。阪神震災は予測できなかったのです。

こうしてみると、脳のシステムはまさに複雑系のきわみであり、非線形システムそのものです。脳の内部で現実の情報処理がどのように行われているのかまだまだ未知なことが多いのですが、だからと言って科学の成果を無視（ブラックボックスとする）するよりは非線形的な見方のほうが、はるかに有意義ではないかと思います。そこで、まず非線形理論を援用しつつ複雑なシステムではどんなことが起こるのかを見てみたいと思います。

●脳の情報処理システム

さて、I．プリゴジンは「散逸構造論」（1977：ノーベル化学賞）において、平衡から遠く離れた非平衡状態においては分岐を起こしやすく、そこでは些細な要因で急速に大きな構造変化（アトラクター：渦巻きのような巻き込み現象）を示し、エネルギーの流入が続くかぎり自己組織化するとしています。つまり、「非平衡が秩序の源泉であり、非平衡が混沌から秩序を生み出す」のです。もっと原理的なことをいえば、非平衡状態では物質は自らの性質として自己組織化するのであり、生命の誕生および生命活動は、非平衡状態における物質の在り方を示していると言えるのです（F・クラマー）。

生物系では、物質が非平衡状態において自己組織化する性質を、自らが環境変化に適応するための仕組み（「適応的組織化」）として活用しているのです。ただし、非線形非平衡状態では混沌（カオス）から秩序を生み出し、環境を取り込んだ新しい秩序を形成することができることを示しておりますが、条件が異なれば同じ非線形性が秩序を破壊することもあるのです。この現象は、ストレス障害の発生機序および治療原理を説明する場合に大いに利用できるのではないかと思います。

生物が、環境に適応しつつ自らの生存を確保するには、環境の微小な変化を敏感に捉え、能動的に取り込み、それを統合体である自己の秩序に再編成しなければなりません。

能動的に外界の変化を取り込む仕組みが、非平衡状態における「適応的組織化」であり、そこでは、環境の些細な変化を取り込むことのできる自己組織化が起こるのです。生物系では、こうして外界の変化を取り込み、自己の秩序に再編成し統合化しているのです。

それでは、脳の情報処理システムはどうなっているのでしょうか。

脳の情報処理の基本は、先にも述べましたように、並列分散処理方式であると言われています。脳には、１００億とも１０００億とも言われる神経細胞があり、各神経細胞は数百から数万の樹状突起を持って相互に連絡（神経網）しています。しかも、情報処理のスピードはコンピュータ(ナノ秒)と比較すると非常に遅い（ミリ秒単位）のですが、それにもかかわらず非常に早いスピード（数百ミリ秒）で情報処理を行っています。コンピュータのような逐次的処理ではこれほどの莫大な情報処理は不可能です。したがって、脳は、知覚および運動の情報を並列分散処理していると考えられています（ＰＤＰモデル：ラメルハート他、１９８６）。並列で処理をするということは「共時的」に情報処理をしているということを示しています。同時的に処理した莫大な情報を連合野で統合化しつつ、前頭葉でさらに統合化ないし意識化しているものと考えられています。意識化のメカニズムも解明されてはいませんが、三つの階層（覚醒、アウェアネス、自己意識）から成ると言われております（苧坂直行、１９９７）。この意識化の細かなことは省略しますが、自己意識が最も高次な意識であり、自分自身を意識するということであり、モニターする脳とも言われています。

ところで、情報の並列分散処理は無意識的に行われており、私たちが意識し、感じることができるのは時間の流れであり、それは継時的直列性をおびた意識であるとも言われております。苧坂によると、「意識過程は、無意識的並列システムを基礎として生まれるが、……、知覚・運動のための並列システムは順次中間レベルから高次レベルにピラミッドの階層を登るにつれて徐々に直列性をおびてくる」としています。こうして並列分散処理した情報を統合化・意識化しているものと思われますが、意識が、脳の並列分散処理的なメカニズムを基礎としていることを考えると、中央制御機構は一つではなく、並列的かつ分散的にはたらくと考えた方が合理的である」と述べています。これは統合には複数の軸が存在し、それらが統合されて（束ねられて）一つの人格ないし自我と意識されると解することができます。したがって、条件によってはいくつもの軸に解離し得る存在であることを示しており、人格の解離（多重人格障害）を考える際に参考になります。

なお、並列処理システムは、高速で、多くの専門的処理が可能であり、障害に強く、柔軟な処理が可能であるが、直列処理システムでは、処理容量が相対的に少なく、処理速度が遅く、障害に弱いとされています（苧坂）。このことは、前頭葉の統合機構においては、より直列的処理システムが作動しており、トラブルが発生しやすいことを示しており、ストレス障害の病態構造を考える場合に前頭葉が重要になってくることを示していると思われます。

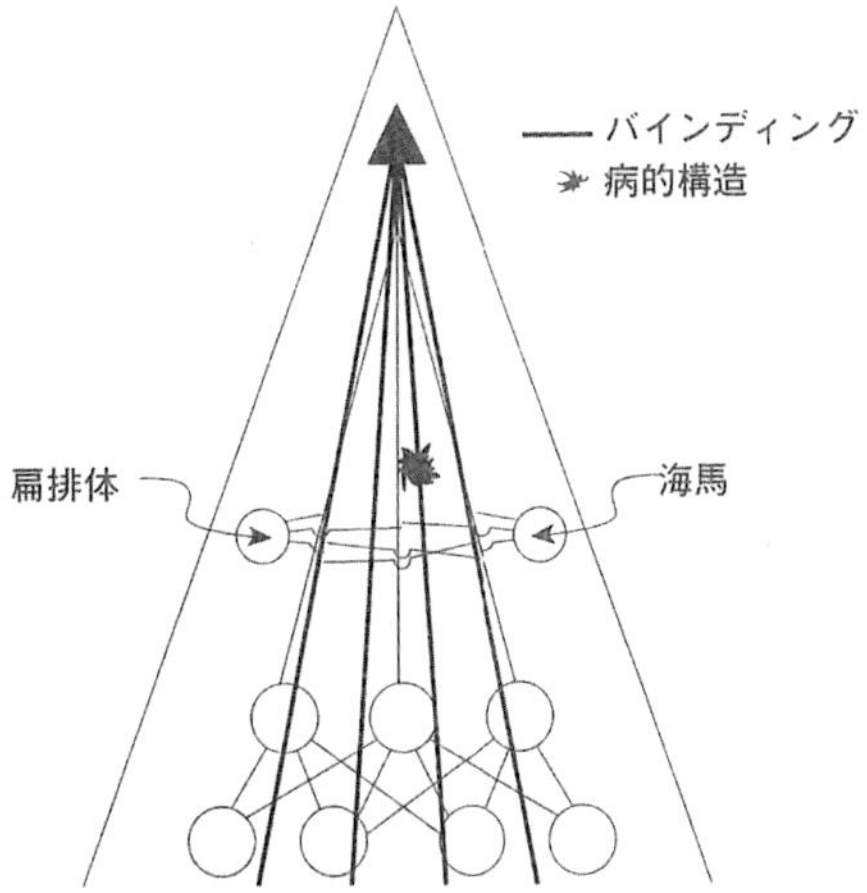

図２　前頭葉における脳の情報処理システム（シューマ）
前頭葉の統合過程における病的構造（自己組織）の発生とバインディングの作用を示している。

次の問題は、意識化と情報統合の関係です。情報の統合に深く関係するのがバインディング（束ねる）（グレイ他、１９８９）の機構です。並列分散処理した情報を統合するため、時間的、空間的バインディングがかかっており、40ヘルツ近傍の周波数が注目されています。バインディングの周波数は動物種によって異なり、哺乳類以下では20～50ヘルツ，ネコでは35～80ヘルツ、サルでは60～90ヘルツとの報告があります。私の治療法の中で、40～60ヘルツの皮膚電気刺激を活用する根拠ともなっております（現在は、30～70ヘルツの刺激を利用しています）。このバインディングは同調作用によって、情報を統合するだけではなく、不必要な情報あるいは雑音を消去する機能でもあります。また、バインディングは分散する力に抗してより積極的に統合機能を促進しているのではないかと考えられます。（図2）

●矛盾を処理するしくみ

多様で矛盾に満ちた現実世界に適応するには、環境の変化を敏感に感じ取り、かつ、積極的に取り込み、自己の秩序に同化させる必要があり、あるいは自己を変容して自己の再構成を図る必要があります。こうした能動的かつ柔軟な機能（可塑性）を発揮し得るのは、脳がカオス的であるからだと言われています。カオス的であるが故に混沌から秩序が形成されるのですが、それは、上述したように生体と環境との相互作用を通じて、外界のエネルギーや情報を取り込むメカニズムでもあるのです。その取り込みの機構をアトラクター（巻き込み現象）と呼んでいます。これは、例えば、高気圧の縁に低気圧が発生し、空気中の水分を取り込み、それを陸地に恵みの雨として降らしていることを想像してみると分かりやすいのではないかと思います。

さて、脳は、外界の情報を並列分散処理しつつ取り込んでいるのですが、取り込んだ情報をそれまでの経験や知識を総動員して統合的判断を下すことになります。しかし、取り込んだ情報が、自己にとって重要であるにもかかわらず解決できないときは、その情報を抱えていなければなりません。この未解決な問題を抱えていることができるということは、重要な能力ではないかと思われます。その場合、時間とともにその問題の重要性が薄れていく場合もありますし、逆に解決策を模索しているうちに「ひょかっ！」と解決策を見出す場合もあります。しかし、多くの場合、その問題を解決しようとする努力が必要です。漫然と待っていても解決策は浮かんできません。ただし、知的な問題は必ずしも自分が解決しなくても、誰かが解決法を見出せばそれを共有することができます。ところが、感情の問題は、自分の存在と直接的にかかわるものであり、他者と共有しにくい内容です。病気の苦しみは代理できないのです。いじめられたときの苦しみ、侮辱されたときの怒りの気持ち、差別されたときの悔しさ、死の恐怖、等々は体験を通して獲得されるものであるし、体験することで相互理解も進むのではないでしょうか。さまざまな葛藤を体験し、それをいかに乗り越えていくかが、人が生きていく上で極めて重要になってきます。科学知識は２０００年前とは比較にならないほど質量ともに増大していますが、感情の問題は釈迦の時代と比較してそれほどの進展が見られません。感情問題は、自己中心的であり、自己の存在のあり方に強く左右されることになります。同種の体験をすることにより共感することは可能ですが、共感の輪を広げていくためにも、自らの体験が欠かせません。

第一章で、感情面での矛盾を心の中に抱えているのがストレス状態だと述べました。したがって、感情問題を中心とする矛盾をどのように乗り越えていくかが、ストレス性障害の問題を考えていく際に重要となってきます。ですが、そもそも脳は矛盾をどのように処理しているのでしょうか。

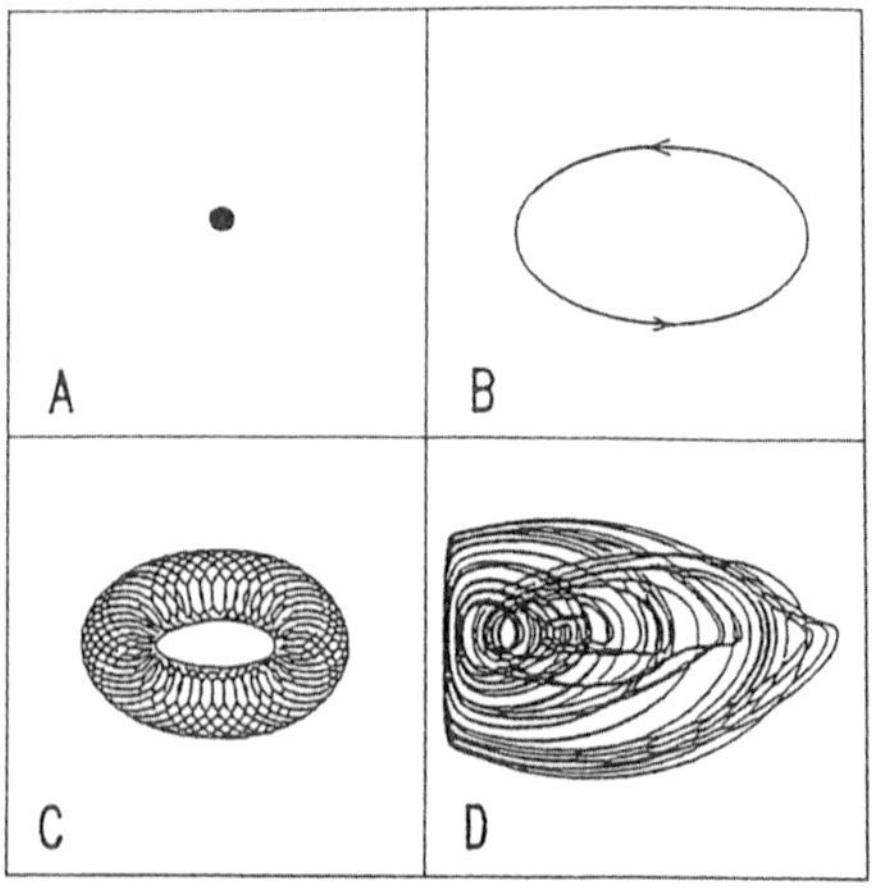

図3　アトラクターの型
(A)固定点(B)リミットサイクル(C)トーラス(D)ストレンジアトラクター
(Başar. E.: Chaos in Brain Function. Springer-Verlag. 1990より)

内部に摩擦（矛盾・葛藤）のあるシステムではエネルギーが減衰し、分岐を起こしやすくなり、そこではアトラクターが発生します。（図3）、これは通常は再統合されるのですが、統合機能が低下しているような場合には、統合機能から解離し、「病的な自己組織」に変化することになるのです。

このアトラクターには、つぎのようにさまざまなタイプが確認されています。

固定点……不動の点。まわりの存在に影響されず動かないため、かえって全体がこの点に拘束されてしまう。

リミットサイクル……円形。竜巻や渦潮のように、まわりの存在を巻き込む力を持つ。

トーラス……ドーナツ形。リミットサイクルがつながった結果、この状態になり、巻き込む力が強い。
ストレンジアトラクター……多次元にわたり多様な形のまきこみ現象を示す。
「アトラクター」は、その周りから積極的にエネルギーや情報をとりこみ、自己増殖し、独自の振る舞いをするようになります。だから、これが病的なものである場合は、統合化の秩序を破壊してしまうのです。

そこで、健全な機能系（統合機能）は、病的な自己増殖を阻止すべく、封印したり、恐怖対象を回避したり、強迫行為によってたまったエネルギーを排出したりするのです。これが、ストレス障害の患者さんがさまざまな臨床症状を示す理由です

こうした「病的な自己組織」は、統合化に拮抗するため、統合化の方向をプラスとすると、力学的にマイナスの方向に作用します。したがって、現実生活における危険、恐怖、死、不潔、病気、不安といったマイナスの意味や感情と結合しやすいのです。「アトラクター」の巻き込む力は非常に強いため、健全な自我は、自己増殖する病的な自己組織にひきこまれてしまいます。そして、ともすれば悪循環に陥るのです。

こうなると、心全体の制御機構が不安定となり、溜まったエネルギーをコントロールできなくなり、急に爆発することにもなります。ストレス障害の患者さんにしばしばみられる破壊的衝動行為は、こうした状態を示しているものと思われます。

したがって、病気のしくみが解体されない限り、不安のエネルギーは内部にどんどん溜まっていくば

かりです。これは、もともとある自分（健康な自我）と逆方向へ向かうエネルギーなので、やがて心が真っ二つに崩壊しそうになります。しばしば「気が変になりそう！」とか「自分が崩壊しそう！」と訴えます。パニックや解離もこうした状態にあるものと思われます。

おそらく、患者さんはその時の恐怖が体験的にわかっているので、回避行動や強迫行為などによって、不安のエネルギーが溜まらないようにしているのだと思われます、

以上述べたアトラクターのしくみによって、脳は、周辺のエネルギーや情報を取り込み、新しい秩序を形成します。そして、再び新たなる摩擦により崩壊し、さらなる自己組織化を通してより高次の新しい秩序に収束していくという相互関係にあります。

脳の中では、まさにこうしたことがおこなわれているのです。脳の情報処理の基本骨格については先に述べましたが、そうした構造を背景として情報処理の動きは極めてダイナミックです。脳はカオス（混沌）的であり、上述したように、秩序と崩壊が弁証法的に繰り返されている状態といえます（「カオスと秩序」Ｆ・クラマー、１９８８）。脳はカオスにおける秩序化のメカニズムを通して、外の世界を積極的に取り込み、それを再調整し、ふたたび自己の組織に再統合しているものと解することができます。

しかし、統合化の過程でさまざまな矛盾に遭遇するため、こうした適応のシステムが必ずしも順調に機能するとは限りません。

さて、それでは矛盾を処理するしくみについて考えてみましょう。脳にはどのような矛盾処理機構が備わっているのかということは充分には分っておりませんが、考えられる若干の矛盾解決策について検

討してみたいと思います。

(1) バインディング

自己の秩序と外から取り込んだ情報との間に多少の矛盾があっても、バインディングによって自己の秩序に統合されます。ごく日常的な些細な矛盾はバインディング機構によって処理されているのではないかと思われます。これは統合機能を活性化することでもあります。もし統合化できず不整合の状態が持続するようであれば、フラストレーションが発生します（「カオス的脳観」津田一郎、１９９０）。これがストレス状態です。では、矛盾が発生したときにはどうすればいいのでしょうか。

(2) ジャンピング（非連続的変化）

自己組織系が存続するには、エネルギーや情報の流入と流出が必須です。その基本原理は、生き物（自己組織系）の生存条件と同じです。つまり、取り込み現象によりエネルギーや情報を取り込み、自己増殖します。そして、分岐点では、不連続的変化（飛躍または崩壊）を起こしやすくなります。これは、加熱した水の突然の沸騰や証券市場における株の暴落など同じです。この現象をカタストロフの理論ではジャンピングとして位相幾何学を駆使してうまく説明していることもあって、カタストロフィー転移ということもあります。矛盾を抱えて、その解決を図るべく努力を重ねていると、エネルギーや情報が充満し、急に不連続的変化を示すことになります。それは、矛盾が止揚されるときであり、「悟りを啓く」ということの説明にもなりえるのではないかと思います。矛盾が解決（不連続的変化）されるにはエネルギーを蓄積する必要があり、一定の熟成期間が必要であると言い換えることもできると思います。それが、いつ、どのように起こるか予測ができません。突然飛躍が起こるということになるのです。そして、脳の統合機能が旺盛であれば、矛盾を乗り越えて、新たなる秩序に再編成することができるのです。逆に秩序の崩壊に至ることもあり得ます。

(3) 回避

脳は矛盾を抱えている存在であり、単に知的な矛盾が存在しているからといって、統合機能が疲弊するわけではありません。しかし、自己の存在が脅かされるような矛盾を抱えていると統合機能は早く疲弊し、統合化が困難となり、その系全体が破壊されることにもなります。これが、ストレス性障害を起こす基本的原理ではないかと思います。そこで、健全な機能系は、病的な自己組織の増殖を阻止すべく封印したり、その問題にかかわらないように回避（恐怖症）したり、溜まったエネルギーを排出（強迫症）することにより、病気の増悪を阻止するようにします。しかし、こうした防衛策は根本的な解決策ではなく、さまざまな臨床症状を呈します。適切に対処できないと破壊は徐々に進行し、悪循環に陥ることとなります。こうなると、制御機構は不安定となり、溜まったエネルギーをコントロールできなくなり、急に暴発することとなります。しばしば見られる破壊的衝動行為はこうした状態を示しているものと思われます。

非線形システムと病気のしくみ　―まとめに代えて―

脳の内部構造が充分に解明されていないため、とりあえず、内部構造をブラックボックスとしておいて、刺激と反応の関係を数量化して解析したり、内面を心理分析してきたのが、これまでの精神病理学、心理学の現実ではなかったかと思います。

一方、生物学は脳の細胞の機能や細胞内外の伝達物質の解明に向けて精力的な努力がなされ、また、先にも述べたように、画像解析の技術を駆使して生きた脳の活動の様子を解析することができるようになり、薬物の作用機序の解析も進展しつつあります。しかし、そうした生物学的知見と心理的変化との関連性についての説明には、まだまだ距離があります。たとえば、恐怖症や強迫症、あるいは解離障害や摂食障害を伝達物質のどのような変化と関連しているのかとなると全く説明困難です。また、うつ病がセロトニンという伝達物質が不足（？）しているとしてセロトニンを増加させる薬物(ＳＳＲＬ)を投与していますが、強迫性障害にはうつ病に対するよりもさらに大量の薬物（ＳＳＲＬ）を要するのはなぜか説明できておりません。

一方、精神療法は、精神分析、認知療法、行動療法、森田療法などがよく知られていますが、その他にもさまざまな精神療法が行われており、その数実に４００種類に達しているとも言われております。そのことは、これらの治療法に何か物足りなさを感じ、新たなる治療法を模索しているからではないかと思われます。もちろん、伝統的な精神療法も従来のままでいいと思っているわけではありません。その現れとして注目される最近の動きは、一つは、各種精神療法の統合化の動きであり、二つは最新の科学の知見を取り入れようとする動きです。前者では、各精神療法のそれぞれの長所を取り入れようとしておりますが、それらを単に統合化しても現在以上の水準を突破することにはならないように思います。後者も、従来の治療戦略の「妥当性」を証明するために先端科学を引き合いに出している感なきにしもあらずで、そうした意図のためか先端科学の知見をまだ充分には取り入れられてはいないように思われます。

私は、非線形理論を武器に心の中を覗いてみたところ、従来の精神療法も、さらには薬物療法も、脳の内部に光がうまく当たっていないように思われます。病態の理解が異なってきますと治療的取り組みもかなり異なってきます。問題は、これまで述べてきましたように、病態を異質な自己組織系とみるかどうかではないかと思います。

いろんな精神療法がありますが、心の内部に葛藤が抑圧されて存在するとか（フロイド）、離散的非連続的行動状態の統合が不充分であるとか（パトナム）、精神交互作用（森田療法）の結果であるとか、条件付け理論（行動療法）による学習の結果であるとか、誤った学習の結果である（認知療法）といった捉え方をしております。どの精神療法も病態それ自身が、統合機能から解離した自己組織体であり、周囲からエネルギーや情報を取り込み、自己増殖する存在とは見ておりません。

非線形理論で見てみると、これまで再三のべてきたように、脳は非平衡状態における自己組織化現象を環境に適応するシステムとして利用していると解することができます。これはカオスにおけるアトラクターの発見以来、脳の適応のメカニズムとして重要視されつつあります。カオスでは、秩序化と崩壊が弁証法的に繰り返されており、脳がカオス的であるが故に、環境を取り込み、それを自己に再統合していると考えることができます。

これは統合機能が旺盛な場合には積極的な適応のメカニズムですが、ストレス状態にあって統合機能が疲弊あるいは不安定になってくると、本来適応機制としてのカオスにおける秩序化システム（自己組織）が統合化に抵抗するようになります。連邦制国家における分離独立運動のように、独自の振る舞いをするようになり（精神的癌の発生ということもできます）、その結果統合機能はさまざまに乱されることになります。ストレス障害の具体的症状は、統合機能とそれから分離独立しようとする勢力との闘いの状態と見ることができます。すなわち、病態の基本は、癌や台風の発生のように、周囲のエネルギーや情報を取り込んで増殖しようとするもので、統合化に敵対する異質な存在ということができます。だからこそ、ストレス障害は、放置するとじわじわと増殖し健康な組織を蝕み、戦いを挑むと激しく抵抗する極めて厄介な存在なのです。

治療は統合化に拮抗する病的構造（異質な自己組織あるいは病的自己組織）をいかに解体するかということですが、そのためには非線形システムを念頭において治療戦略を立てることが重要ではないかと思っています。

第五章　精神科医療の改革を目指して

●医学生になるまで

私は日本全土が戦争一色であった１９４０年に徳島で生まれ、その四半世紀後に、大学の医学部を卒業しました。けれども、高邁な理想があって医学部を目指したというのではありません。父は小さな農業から身を起こし、養蚕などもやりながら少しずつ土地を増やしていきましたが、第二次世界大戦の応召中に戦死しました。その後、長兄も徴用された末に病気で亡くなり、当時高校生であった次兄が、学校を辞めて家業を継ぐこととなりました。

ところが戦争が終わった後、せっかく父が増やした土地はすべて農地解放で没収されてしまい、我が家はたいへん貧しい暮らしを強いられることになったのです。そんなわけで、幼な心に、将来の職業選択は〝生活に困らないこと〟が最優先であったように思います。

あの時代の子どもはみな、小さくとも貴重な労働力でした。わたしも子どもの頃から草取りや肥料作りや家畜の世話など、農業の手伝いをやってきました。そのせいか、どちらかといえば、身体は丈夫なほうで、体力には自信がありました。ところが中学3年のとき、思いがけない不調に見舞われてしまったのです。

夏の暑い盛りでした。置いてあった牛乳を何の気なしに飲んだ私は、しばらくして猛烈な腹痛を起こしました。変質していた牛乳でひどい食中毒にかかったのです。その後、何を食べても下痢をするようになり、怖くて何も食べられなくなりました。ついにガリガリにやせてしまい、体力はすっかり消耗して、高校時代はずっと憂うつな灰色の日々でした。医者を転々としましたが、頑固な下痢の原因は不明のままでした。今にして想えばストレス性の下痢であったように思いますが、しかし、その頃はつらくて、絶望のあまり、死を考えたことさえありました。この体験が私を医師への道に向かわせたのかもしれません。

徳島大学医学部に入ってからは、医師として仕事を続けるには身体が丈夫でなければならないと思い、下痢をしやすい身体を克服すべくサッカー部に入部しました。初めのうちは、体力がないため、激しい運動に付いていくのが大変でした。それでも苦しい練習に耐えてやっているうちに、徐々に体調は良くなり、何を食べても下痢をしない身体を取り戻すことができました。

さて、医学部5年目の頃になって、気力・体力を取り戻してみると、時代は、日本の高度経済成長にかげりが見え始め、過剰設備による経済の構造的不況期にあり、社会状況は厳しく、否応なく政治・経済・社会の問題にも関心を抱かざるを得なくなってきました。時は、折りしも、日米安保闘争（1960）に続いて、全国に学生運動の嵐が吹き荒れていた時代でした。

●医学部闘争を経て臨床研究へ

そのころ、大学の医学部では、教育・研究・医療の在り方について、さまざまな矛盾が噴出していました。東大闘争に端を発した改革運動は、医学部から全学規模へ、さらに全国的な学園闘争へと発展していきました。

その後、学園闘争が収束する中で、医学部とりわけ精神科の闘争は、大学の在り方と現場の医療が密接に関係していたこともあって、その後もずっと形を変えながらも持続していったのです。

それまで大学医学部においては医局講座制の下で、教授を頂点とするピラミッド体制が確立されていました。教育・研究・医療の分野のみならず、場合によってはプライベートな生活にまで及ぶ絶対服従の体制が敷かれていたのです。反抗すれば「破門」となり、同門会（出身大学の講座に所属した者の親睦団体）からも排除されました。

医局講座制のもとで学位取得を目指すならば、講座の長たる主任教授の指示は絶対であり、主任教授の研究を批判する論文が受理されることはありえません。少なくとも、学位を取得するまでは艱難辛苦に耐え、言いたいことも言わず、臭いものには目をつぶり、見ない振りをするのが「常識」ともなっていました。

そうした様子は、ドラマ「白い巨頭」にも描かれているのである程度想像はつくでしょう。まさに、

「事実は小説より奇なり」で、闘争の中枢部にいた小生のもとへは、学内外から、口外できないような、さまざまな裏情報が集まってきました。

ただ、筆者の在籍していた講座の当時の主任教授は特に権威的ではなく、自由に自分の考えを展開することができ、他の講座とはある意味では異色な存在であったと思います。しかし、主任教授も教授会の一員であることには変わりなく、全学闘争の状況では、教授会そのものとの対決の中で必然的に主任教授とも対立せざるを得なくなってしまいました。そういうわけで私たちは、学位を放棄し、権力に迎合しないで、わが信ずる道を歩むことを誓ったのです。夜遅くまで大学や教室のあり方、精神医療の矛盾などについて議論を闘わせていました。もちろん運動だけにかかわっていたわけではなく、医療にかかわる以上、研究や臨床の力を磨くことは必須であり、改革運動と学問・研究・医療を車の両輪の如く双方に力を注ぎ、多忙な日々を送っていました。精神医療の現場では精神障害者の人権を守る闘いや精神医療改革の運動に主体的に参加していったのです。

●強迫性障害の治療への取り組み

1967〜8年当時、基礎研究としては免疫制御の中枢機序の解明に、臨床のテーマとしてはチックの治療に取り組んでいました。チックの治療として、ハルの学習理論を拠り所に、逆行練習法や嫌悪刺激療法など試みていましたが、成績は芳しくありませんでした。

その後しばらくして、恐怖・強迫性障害の患者さんを受け持つ機会がありました。激しい巻き込み型の強迫性障害の患者さん（20歳後半、証券マン）で、食事、洗面、更衣、など日常生活の一コマひとコマにおいてことごとく「きちんとなっているか否か」を確認しないと我慢できないというものでした。

たとえば、チリ箱のゴミを捨てる場合、一つずつとりだしては「捨てても大丈夫かどうか」を１００回確認するのです。途中誰かが声をかけたりして確認が中断されると一からやり直しさせられます。チリ箱一杯のゴミを捨てるのに朝から夕方までかかります。母親が週に1回、一日がかりでゴミの処分に係わっていたのですが、母親も途中で投げ出してしまうことがあり、すると腹を立て、イスを投げつけるといった事態にも発展していました。私自身も、食膳の確認を毎回1時間程度約2年にわたってやっていたのです。もちろん、本人の希望通り確認を手助けしても、その場は楽になり興奮したり暴れることと少なくなりますが、病気が改善されるわけではありません。

ある日、風呂から出て来ないので、見に行くとパンツの確認ができないため着替えができず、振るえながら泣いているのです(冬)。会社の営業マンとしてバリバリ働いていた人が、パンツがはけなくて泣いているのです。はたから見ればバカバカしいと思うかもしれません。しかし、本人にしては、耐えがたい地獄の毎日に違いないのです。当たり前のことができないというつらさ、それを誰にも—家族にも—解ってもらえないせつなさ。本人のこの辛さを目の当たりにして、この病気の大変さを嫌というほど思い知らされました。

●新しい治療法の誕生

その後、恐怖・強迫性障害の患者さんで、汚い物や発火するような危険物（油、脂汗、マッチ、アルコール綿、など）に触れると不安・緊張が高まり、鳥肌が立ち、下腹部から不快感がこみ上げてくると訴えます。手洗いをすると少し落ち着きますが、症状が進むにつれ、手洗いがひどくなっていきました。しまいには、脂汗を拭いたタオルや水たまりに浮かぶ虹色の染み（ガソリンなど）を見ても、火が出そうな気がして、怖くてたまらないというのです。

このとき、チックの治療で使った「嫌悪刺激療法」を試みてみたのです。患者さんの嫌がるガソリンの臭いをかがせながら、同時に手のひらに電気刺激（6ボルト、60ヘルツ）を与えてみました。すると、数分後に恐怖反応が軽快するのです。これを目のあたりにした私は、新しい治療法に成り得るのではないかという期待を抱きました。しかし、恐怖感は取れたものの、洗浄強迫（衝動）の方はすっきりしなかったので、まだ時期尚早と考えてそのままにしてしまったのです。

その後、恐怖症や強迫症の症例に巡り会わなかったということもあるし、大学闘争が激しくなっていったということもあって、この治療法をさらに追及することなく時が過ぎていきました。

治療の原理についても、当時は、あまり検討できておらず、皮膚電気刺激が、不安・恐怖との拮抗関係を通して、それを消滅させる方向で、再編されたものではないかと漠然と考えていました。

しかし、治療が成功するためには、患者さん自身の中に、自己変革する力を有することが重要であり、治療者は生体の内部秩序を変え得るものではなく、「生体の自己組織化する能力をいかに活用するかが治療の原点でなければならない」と記している(筆者：行動療法とその問題点、「精神医療」、１９７４)。その後、上述したように、10年ほどは、臨床から離れて、法律の勉強に没頭する毎日でした。

そんなところへ同僚の医師から頑固な強迫症の治療を依頼されました。そこで、「例の治療法はどうか？」と思い出し、再挑戦することとしたのです(１９８５)。

そして、症例を重ねるにつれ、この治療法が従前のどの治療法よりも簡単で、より効果的ではないかと確信するに至ったのです。本治療法は大きくは行動療法に位置づけられますが、理論的裏づけができていませんでした。

●ストレス障害の理論構築に向けて

これまで行動療法は主として条件反射理論で説明されていました。

条件反射理論については、そもそもは筆者の所属する教室の研究テーマであったこともあり、脳の高次機能を条件反射理論で説明することに違和感を抱くことなく受け入れていました。ところが、闘争が激化する中で、条件反射理論についても、改めてそれが妥当性を有するか否かを徹底的に検討することとしたのです。条件反射理論で精神現象をどこまで説明できるのかという想いから、以前にも増して高次機能と条件反射理論に関する多くの論文や著作に当たってみました。その結果、条件反射理論によると、学習の機構は条件反射を基盤とし、条件結合の複雑な過程を経た結果であると説明されていますが、果たしてそうなのか？　と疑問を抱いてみたのです。すると、次々と問題点が浮上してきました。例えば、沖縄では長い年月左側通行でしたが、本土復帰を機に一夜にして右側通行に変更となっています。しかし、特に大きな混乱、事故はありませんでした。また、実験室で、赤い光を提示したときに褒美を与え、青い光を提示したときに罰を加える訓練を重ねても、現実の道路では赤の信号で道路を渡ることはないでしょう。高次な認知は単なる条件付けで説明することは困難でしょう。

こうしたときに、ふと書店で目に触れたのがアシュビーの「頭脳への設計」というサイバネティクスの本でした。サバネティクスはウィーナー(1948)によって提唱されたもので、「動物と機械における制御と情報の科学」と定義され、整合、調整、制御を対象とした新しい学問です。アシュビーは精神科医であると同時に数学者でもあり、精神科医である筆者には特に親近感を抱かせるものでした。脳の複雑なメカニズムも全て数学的形式で述べることができるとし、彼の著書「頭脳への設計(1948)」および「サイバネティクス入門(1956)」は、筆者の座右の書となったのです。組織、行動、変化、部分と全体、ダイナミックな系、調整、といった概念を数学的な緻密さで首尾一貫した説明がなされており、筆者は、さまざまな問題をミクロからマクロの世界までサイバネティクスでどこまで説明可能か検討してみました。サイバネティクスはあくまでも整合性、調整、制御がテーマであり、生物系では安定制御（ホメオスターシス）は重要であるが、生物は生と死があり、生きるということは能動的に変化することであり、ホメオスターシスを目標とはしていないように思われました。そこで生物の変化のメカニズムは一体どうなっているのか、生物の能動性は一体どこから来るのかということに関心が向いていったのです。

●「非線形」との出会い

生物の本質をどのように捉えているのかと考えていたところ、フォン・ベルタランフィーの「一般システム論」の中で、「生命とは平衡の維持とか回復ではなく、非平衡の維持が本質的なものである」「平衡に達したということは死とそれに続く崩壊を意味する」という記述を発見しました。生物が生きているということは非平衡であるということが心に強く焼きついたのを覚えています。しかし、その頃は、まだ、非線形理論の内容はあまり理解できず、したがって深く追求することもありませんでした。

ところが、１９８０年代というのは、情報科学、神経科学、電気通信科学が飛躍的に発達していた時代であったこともあり、筆者は先端の科学との接点を求めて、徳島大学工学部電気工学科に足を運んでいました。

そのうち、徳島大学工学部電気科の木内陽介先生（元：教授）、同じく川上博先生（元：教授）や医学部生理学で睡眠研究に取り組んでいる勢井宏義先生（現：教授）とともに睡眠研究（筆者の担当症例：非24時間睡眠覚醒症候群）に取り組むこととなったのです。睡眠リズムをコンピュータでシミュレートし、パラメータを少し変化させるだけで、人工的に非24時間睡眠覚醒症候群のパターンを画像化して見せていただいたのです。こうして非線形システムの在り方の一面を知ることができ、非線形理論という新しいより普遍的な学問領域に触れることができました。川上教授は非線形理論の第一人者であり、木内教授はニューロン制御の研究をテーマとしており、先生たちの研究室に押しかけていっては筆者の疑問をよく聞いてもらいました。

あるとき、木内先生から非線形システムにおける情報処理実験の中で、ある電子素子集団（ニューロン回路網）に雑音を入力すると無秩序に配置された素子が雑音に含まれるいろんな周波数成分に応じて反応し、分化が起こるのです。しかし、一部の素子群では一定の限界があって、それ以上には分化が進行しないことに気づき、これは一体どういう現象かという話を聞かされました。そのとき、筆者は強迫現象に強い関心を抱いていたこともあって、それはもしかしたら強迫現象と似た現象ではないかという考えが浮かんだのです。

強迫症の患者さんは、みずから不合理と解っていながら、強迫行為を止めることができません。やればやるほど、ますますすごい力で巻き込まれていきます。従来の考えでは、環境やしつけに問題があるからその原因を取り除けばよくなるとか、気にしないようにすれば不安がなくなるとか説明されていましたが、そんなことでは解決しない〝何か〟が発生しているに違いないと感じていたところでした。

今思えば、分化が進まなかったのは、電子素子群では、「アトラクター」が発生していたのだと思います。この実験をきっかけとして、私は「非線形理論」で精神病理現象を説明することが可能ではないかと考えるようになりました。さらに、この理論を用いたなら、脳の働きの複雑さを理解することができるのではないか、逆に、強迫現象が脳の機能構造を知るモデルになりえるのではないかとも考えていったのです。

より普遍的学問としての非線形理論による裏づけがあれば、より説得力があるのは当然でしょう。非線形理論が脳のような複雑な現象を理解するのには最もふさわしい理論ではないかと考えるようになりました。それをさらに心強くしてくれたのがプリゴジンの「混沌からの秩序(Order out of Chaos 1984)」という本でした。こうして、非線形理論を援用しつつ、皮膚電気刺激（ＴＥＳ）を治療技法として、多くの臨床例にかかわってきました

●象牙の塔の外へ

大学という象牙の塔では、もちろん優れた研究に従事している人もいますが、権威におもね、何の疑問も抱かず、指示された研究をしている人、権威に抵抗できずいやいやながら研究している人もたくさん知りました。やがて教授会はわれわれを大学から排除すべく主任教授の交代を機に強引に弾圧をかけ

てきました。研究費の配分はなく、教授の管理監督権を振りかざし、入院も外来もいずれも主治医となる機会を奪われました。患者さんと接する機会はだんだんと少なくなっていったのです。

そんな中で私は、いわゆる〝窓際族〟とされ、約10年以上も臨床の場から実質的に離れることとなりました。

しかし、大学闘争で問われた問題そのものは、いろんな学会活動の在り方にも影響を与えました。その後筆者は日本精神神経学会の理事および精神医療と法に関する委員会の委員長として20年余にわたり精神医療の改革に取り組むこととなったのです。

精神障碍者の保護をめぐる裁判があったのは、ちょうどその頃でした。保護義務の法的問題を追究していったのです。当時、法曹界では精神障害者に関する法的な研究はほとんどなく、結局、精神科医たる筆者が法律を基礎から勉強する羽目となったのです。「窓際」に置かれていたため、時間が充分にあり、法律の勉強に没頭することができました。その数年に亘る成果を「精神衛生法批判」（日本評論社、1985）にまとめることができました。

こうして、思いがけなく法律の世界に足を踏み入れたことは、私の考えを違った方向へも広げてくれたと思います。しかし、私が目指してきたのはあくまでも、精神科の臨床医としての道でした。いつまでも法律にかかわっているわけにもいきませんし、臨床の現場を離れることに寂しさを感じるようになり、再び本格的に臨床に取り組むことを決心したのです。

ところが前述したように、もはや大学では研究はもとより臨床医としての力を発揮する場もない状況でした。となると、これ以上大学にとどまる意味はなく、１９９２年大学を去ることとしました。かねてより患者さんの立場に立った医療をおこなえる病院をつくろうと、仲間の協力を結集して設立した藍里病院に移り、精神医療の実践をさらに深めていく決意をしたのです。

第六章　想いつくままに

●精神病理を通して社会の矛盾を見る

20世紀は、科学技術が格段に進歩を遂げました。人類の20世紀の生産能力はそれまでの数千年のそれを凌ぐといわれています。それでは、今後100年の生産はどうなるのでしょうか。恐らくこれまでのように急成長するとは考えにくいと思います。資源の枯渇、エネルギー不足、環境汚染、地球温暖化、人口増加、食料不足、等の問題がどうなるかによって、予想もつかない方向へ大きく変化する可能性があります。将来に対する漠然とした不安はあっても、具体的にどうなるか予測することは困難でしょう。今後、低経済成長時代を経て崩壊過程に移行したとき、私たちの生活がどうなっているのでしょうか。そして、心は崩れ行く未来に向かってどのように対処できるのでしょうか。

さて、21世紀は「脳の時代」といわれ、脳の研究はすさまじい勢いです。生物の最高峰にあるヒトの脳の仕組みを解明し、脳の機能を活用しようとする動きはあらゆる分野に広がろうとしていますが、それは果たして私たちに恩恵となるのでしょうか。私たちは、医学の発展や人類の幸せに寄与するものと期待しがちですが、むしろ、世界における経済、政治、軍事、での優位を確保するために利用されることの方が心配です。

これまで見てきたように、複雑な世界を分析・統合化し、決定・実行する高度な能力を有するには、非線形的な情報処理能力が必要となってきます。もしそのような能力を備えた巨大国家組織（自己組織）が誕生し、それが勝手な振る舞いをするようになれば、その化け物は一気に資源を食い潰し、糞便（環境汚染）を撒き散らし、人類の崩壊を加速することになるでしょう。すでに、近い将来エネルギーや資源の不足が予想されるため、その確保にむけて熾烈な争奪戦が繰り広げられています。

今や、社会の構造的矛盾が至るところで目立ち始めており、これがいつ勝手な自己組織化に発展するか予断を許さない状況にあるようにも思われます。

危険なのは、巨大組織が人間のコントロールをはなれて勝手なふるまいを始めたときです。

一旦戦争に突入すると、もはや個人の力では阻止できなくなります。こうした巨大組織と人間の関係は、企業の場合も同です。こうした、わたしたちをも取り込んだ社会の秩序構造のありさまに目を配り、監視していく必要があります。この得体の知れない巨大な化け物の怖さを、多くの人が実感できるようになった段階では、すでに手遅れかも知れません。

●ロボットに何を期待する?

最近、脳の研究の成果を誇るがごとく、ロボットがオーケストラを指揮したり、スキーをしているのを見せられると、ロボットはやがて人間に近づくのではないかと思う人も多いのではないでしょうか。

現在は、人間の特殊な機能（単純であるが精密作業）を代行させたり、危険な作業（放射能汚染区域、深海、など）を行わせることで威力を発揮していますが、ロボット開発は人間に近づくことをめざしているのでしょうか。医療工学の分野では、サイボーグ（サイバネティクスとオーガニズムの結合）といった分野の研究が盛んですが、これは失われた人間の一部の機能を機械でどこまで補完できるかということであって、人間の脳に接近するものではないと思います。

ほんとうに、ロボットは人間に近づけるのでしょうか。もし人間（非線形）に近づければ、人間が気まぐれであるように、そのロボットも気まぐれな行動に走る可能性があり、人間の期待通りに動いてくれないばかりか、期待を裏切り、人間に歯向かう行動を取るかも知れず、怖くてもはや人間の使いものにならない代物となるでしょう。

ロボット研究の最先端のことは、アンドロイド（人間に酷似したロボット）の研究の第一人者、石黒浩氏と池上高志氏の対談「人間と機械のあいだ―心はどこにあるのか―、２０１６」でも詳述されています。ロボットを人間に近づける研究を続けるにつれ、ロボットには人間に近づけない何かにつき当たるようです。人間にとって最も重要な「自由意志」は、機械では実現できていないのです。しかし、ロボット研究から「生命とはなにか」「人間とは何か」の輪郭がはっきりしてくるのではいかと言われています。

結局、現在のところ、ロボットは人間のコントロールの下にある限りにおいて利用価値があるのであって、人間の統制からはずれれば直ちに破壊しないと大変なことになるでしょう。ＳＦ映画に登場する「エイリアン」を想像していただければお解かりかと思います。

私たちは、長い人類の悲惨な歴史的経験を経て、法律や制度を作り、文学や道徳、倫理を醸成し、未熟ながらも少しだけ先を見ることができるようになったのです。

しかし、長期的見通しはほとんどできておりません。私たちは、経験や知識を駆使し、数々の失敗を重ねながら、手探りで生きているとも言えるのです。プログラム通りにはいかないことを前提として、プログラムを日々更新しながら明日に備えているのです。

これが、人間とロボットとの一番大きな違いではないでしょうか。

●弱者が受け入れられる世の中へ

慢性的なストレス状態に至ると、些細なことで急に心が大きく変動するようになりますが、社会が慢性的にストレス状態になればどうなるのでしょう。社会矛盾の前兆はどこに現れやすいのでしょうか。

人体では、ストレス状態となるとまず機能不安定な部位あるいは機能脆弱な部位に影響が出てきます。例えば、頭痛持ちの人はストレスが加わると、まず頭痛が起こります。下痢をしやすい人はストレスが溜まるとまず下痢をします。一方、社会構造の矛盾は初めに社会的弱者にその影響がでてきます。公害病患者（有機水銀中毒、大気汚染による喘息、放射能による癌、奇形児など）や、負傷者（爆発事故、交通事故）、ストレスによる障害者などは、社会矛盾の犠牲者といえるでしょう。

こうした社会的矛盾を多少なりとも是正してきたのは一体誰でしょうか。社会の有能な人たちでしょうか。そうではなく、いろんな公害病患者の命を賭けた闘いや叫び声が環境汚染を食い止めてきたのではないでしょうか。企業側の人たちや政治家を含む有能な人々が社会矛盾を阻止したわけではないでしょう。また、人権や労働条件の悪化によるストレス障害はこれまで個人の問題とされ、社会矛盾の問題としては議論されにくかったように思います。精神障害者は社会の差別・偏見の下、隔離収容政策の対象とされ、社会矛盾の犠牲であるとの主張もできないような厳しい状況に置かれてきたのです。

最近は、災害や事故によるストレス障害（ＰＴＳＤ）やストレス障害による事故や自殺者の増加が社会問題となり無視できなくなってきたこともあって、心の病気は誰でもがなり得る病気であるという認識が拡がりつつあります。しかし、まだまだ真の理解には程遠く、心理社会的矛盾は、精神障害者に対する社会の差別・偏見が強くて、彼らの悲痛な叫び声が社会の人々の耳に届きにくいのです。

いずれにしても、心理社会的矛盾の犠牲となった人々の人権が保障され、充分な医療と生活が保障されるような社会をめざすことが、社会の矛盾を是正することに繋がるのであり、多くの人々が安心して生きられる社会となるのです。社会の犠牲となった人々を放置したり、隔離収容し、わたしたちの意識から遠ざけようとすることは、社会矛盾をますます増幅することに繋がるのです。

私たちは、何よりもまずこころの病を患った人々の苦悩の叫び声に耳を傾け、苦悩の内実を理解するように努力することが大切です。彼らの言うことは「わけが分からん」などと一蹴しないで欲しいと思います。わけが分からないとすれば、それは自分たちが苦しみを共有できていないか共有しようとする努力が足りないからではないでしょうか。

私自身も、50年に亘って精神科の臨床に携わってなお患者さんのこころが理解できたとは思えません。しかし、解らなくても、解ろうとする努力はしてきたつもりです。

もちろん、患者さんの苦悩に触れることができたとしても、それで彼らの苦悩が解消されたわけではなく、その苦悩を少しでも和らげるためにはさらなる努力が必要です。

これまで述べてきた私の治療法及び心の病の仕組みに対する理解が、患者さんの苦悩を和らげることに少しでも寄与できればと願っているところです。

●次代へのメッセージ

これまで、精神障害が社会的矛盾の結果として現れること、そして精神障害者の声を真摯に受け止めることが、社会の矛盾を是正することにも繋がることを述べてきました。

私たちは日々の診療場面で、患者さんの訴えの背後には家庭や会社、学校、さらには社会のさまざまな矛盾が重くのしかかっていることを思い知らされることがあります。こうした問題を何とかしなければと思いつつも、今、目の前にいる患者さんの苦痛を取り除くことが急務であるため、それに追われているというのが現実です。

こうした現実的な制約はありますが、最後に、一臨床医としてストレス障害に対する行動療法（皮膚電気刺激制御法）を実践してきた立場から、今後の精神科治療を展望してみたいと思います。

脳の研究はこれから先どのような展開になるのか、私たちの幸せに寄与する方向に進むのか、人類を脅かす軍事技術の開発に進むのか判りませんが、いずれにしても、脳の構造と機能の研究は飛躍的に進展するでしょう。そして、心の病気の発症機序もさらに解明されてくるでしょう。しかし、治療がそれに相応して追いつくとは限りませんし、むしろ、ある面では治療困難性が明確になってくることも予想されます。障害者が生き辛い社会をそのままにして、治療困難性が明確になったとき、彼らはどう生きていけばいいのでしょうか。

ストレス障害は誰でもが罹る病気です。先にも述べましたように、ストレス障害の患者さんが増加していることが、皮肉にも精神障害者に対する差別・偏見の是正に繋がっている面もあります。しかし、これが遺伝子制御のタイプによってなりやすい人となりにくい人があるということになれば、それが単なるタイプ分けでは済まされず、新たな差別偏見のレッテルを貼ることにもなりかねません。

とはいえ、こうした矛盾を孕みながらも、脳のさらなる研究・発展がなければ、新しい治療法の開発も期待できないでしょう。

今後、脳における非線形理論の研究（脳の分子レベルから細胞内、細胞、細胞集団、固体レベルに至るまで）が進展し、それが脳のさまざまな病理の解明と治療法の開発に繋がれば、現在の精神科医療は大きく前進するのではないかと期待しています。

私の治療法（皮膚電気刺激制御法）は、脳自体の有する環境への適応能力あるいは矛盾解決能力を引き出し、こころの病的状態を自らが乗り越えて行くことを援助しようとするものです。まだまだ、脳自身が矛盾をどのように乗り越え、環境に適応しているのか充分には解明されていませんが、将来その機序が明らかとなってくれば、治療法は格段に飛躍するのではないかと思います。私の治療法は、脳自身の矛盾解決能力のごく一部を活用しているに過ぎないと思いますが、それでも新しい精神科治療の方向性を示したものであると思っております。この治療法が次代への突破口になればと期待しているところです。

あとがき

21世紀は「脳の時代」といわれるように、脳の研究は学際的となっており、しかも研究の中心は情報科学や電気通信科学に移行しているように思われます。

それは、脳のしくみを政治・社会・経済などの分野、とりわけ経済産業分野に活用したいとの表れではないかと思われます。

では、現在脳の研究はどこまで進んでいるのでしょうか。本文にも書きましたように、巨大な脳の全体的な振る舞いがどのようになっているかは、まだまだ先の話で、脳の一部をそれぞれ専門の切り口で解明している段階と思われます。

研究レベルでは「エビデンス」ばやりで、客観的事実（データ）がないと評価されないという風潮があります。すると、脳の統合機能などという複雑な領域をトータルに捉えることは不可能ですから、そのような「エビデンス」は誰も提示できないでしょう。

しかし、臨床の精神科医は、生物学的・精神的・社会的・倫理的存在としての、目の前の患者さんの診療に携わっているのです。脳の研究がさらに進展してから治療しましょう、ということにはならないのです。すると、不充分ながらも「よりトータルなとらえ方」でもって診ていく必要があります。

私は、「非線形理論」は現在あらゆる分野で重要視されつつある認識方法ではないかと思っています。

定年を迎える数年前から、これまでとりくんできた臨床、とりわけストレス関連の臨床経験をまとめたいと、文献を少しずつ集めていましたが、筆不精で延び延びとなっていました。定年間際に、悠飛社より執筆のお誘いがあり、急遽一般向けに初版を上梓しました。このたび「22世紀アート」社より、電子書籍化のお話をいただき、若干の加筆・訂正をおこなったうえ再出版することとなりました。本書がストレス障害で苦しんでいる人々のお役に立てれば幸いです。

最後になりますが、電子書籍化に際して、中野裕次郎様には、大変お世話になりました。

山下　剛利

2019年11月吉日

【著者紹介】

山下剛利（やました・たけとし）

昭和15年、徳島県生まれ。

徳島大学医学部卒業。

同大学附属病院精神科神経科助手を経た後、平成４年、医療法人あいざと会理事長に就任。

平成15年、同法人あいざとパティオクリニック院長を兼務。

平成18年、同理事長を定年退任する。

現在、同法人あいざとパティオクリニック名誉院長。昭和49年～平成６年、日本精神神経学会理事、昭和49年～平成９年、同学会の「精神医療と法に関する委員会」委員長。

主な著書に、

『精神衛生法批判』（日本評論社）や『強迫神経症の治療』（共著:金剛出版）などがある。

医療法人あいざと会・藍里病院
同法人あいざとパティオクリニック

非線形理論の援用
「ストレス」の正体

2023年3月3日発行　著　者　山下剛利
発行者　向田翔一

発行所　株式会社 22 世紀アート
〒103-0007
東京都中央区日本橋浜町 3-23-1-5F
電話　03-5941-9774
Email: info@22art.net　ホームページ：www.22art.net

発売元　株式会社日興企画
〒104-0032
東京都中央区八丁堀 4-11-10 第 2SS ビル 6F
電話　03-6262-8127
Email: support@nikko-kikaku.com
ホームページ：https://nikko-kikaku.com/

印刷
製本　株式会社 PUBFUN

ISBN：978-4-88877-155-9